Mein herzlicher Dank geht an alle Neurodermitiker und an andere Hautkranke, mit denen ich bisher in der Klinik für Dermatologie und Allergie Davos gearbeitet habe. Sie ermöglichten mir die Einsicht in die hier dargestellte Thematik und regten durch ihre Individualität die vielschichtige Beschreibung derselben an. Bei dieser Gelegenheit möchte ich mich noch besonders bei all jenen bedanken, die ihre persönlichen Inhalte für die hier anonym eingefügten Fallbeispiele zur Verfügung gestellt haben.

Pavel Prochazka

Pavel Prochazka

Sensibilität und Abgrenzung bei Neurodermitikern

Porch Verlag

ISBN: 3-9520662-0-6

Vertrieb: Porch Verlag GmbH
CH-7494 Wiesen

Inhaltsverzeichnis

Einleitung

Die Idee, dieses Buch zu schreiben, wurde von zwei Seiten angeregt. Einerseits durch die betroffenen Hautkranken, die ein Buch zu diesem Thema wünschten. Andererseits durch das Phänomen Sensibilität selbst. Ich bin bei Patienten immer wieder auf diese Thematik der erhöhten Sensibilität gestoßen und konnte sie in die mir bekannten Dimensionen der Psychologie nicht gut einordnen. Ebenso brachten die Recherchen zu diesem Thema keine befriedigenden Ergebnisse hervor.

Während der acht Jahre, in denen ich an der Klinik für Dermatologie und Allergie Davos als Psychotherapeut tätig bin, sah ich in kurztherapeutischer Arbeit einige tausend Hautkranke, vor allem Neurodermitiker. Im Laufe dieser Zeit hat sich mein Verständnis für das Leiden der Betroffenen und für das Phänomen der Sensibilität weiter vertieft, und ich begann, dieses Phänomen systematisch zu bearbeiten. Diese Auseinandersetzung machte es mir möglich, meine eigenen sensiblen Anteile besser zu erkennen. Die systematische Darstellung der Sensibilität war jedoch nicht ganz einfach zu bewältigen. Durch die therapeutischen Begegnungen wurden mir die individuellen Verschiedenheiten unter den Neurodermitikern vor Augen geführt. Auch unter den sensiblen Neurodermitikern erlebte ich immer wieder die Vielfalt der Erscheinungswelt der Sensibilität. Bevor ich mich in dieser Vielfalt verlor, gelang mir der kreative Sprung zur Erkenntnis des gemeinsamen Nenners der Erscheinungsformen. Es handelt sich dabei um die Auslagerung der psychischen Energie aus dem Ich. Dieses Konzept wird eingehend im Kapitel 2. 2. erläutert.

In diesem Buch werden die körperlichen und sonstigen Merkmale der chronischen Hautkrankheit «Neurodermitis» nicht beschrieben. Darüber bestehen bereits zahlreiche Publikationen. Für diesen Zweck ist das Buch von Achenbach und das von Borelli/Rakoski empfehlenswert. Die genauen Titel dieser Bücher finden Sie im Literaturverzeichnis auf der Seite 179 dieses Buches.

Bei der Neurodermitis und bei anderen chronischen Hautkrankheiten ist die Selbstzuwendung sehr wichtig. Nicht nur als Pflege der Haut, sondern auch als Pflege des ganzen Wesens. Das bedeutet auch die Beschäftigung mit sich selbst auf der Ebene der Psyche. Es ist erforderlich, Zeit für sich selbst aufzuwenden, um Selbsterkenntnis zu erlangen, destruktive Lebens- und Verhaltensweisen abzubauen und neue, konstruktive, aufzubauen. Die psychische Entwicklung des Menschen ist in keinem Alter abgeschlossen, sie geht immer weiter. Je kränker und durch Krisen erschütterter jemand ist, um so deutlich ist die Herausforderung, sich selbst zuzuwenden.

Von der Thematik der überhöhten Sensibilität und der unterentwickelten Abgrenzung können Menschen beiderlei Geschlechts betroffen sein. Bei meiner therapeutischen Tätigkeit sehe ich häufiger Frauen, die ein Sensibilitätsproblem zu bewältigen haben. Statistisch gesehen, sind Frauen auch häufiger von Neurodermitis und Allergien betroffen. Darüber hinaus sind Frauen in der Regel offener für eine Psychotherapie als Männer. Es sind jedoch immer wieder auch Männer, die über die Krankheit mit ihrer Übersensibilität konfrontiert werden. Manche von ihnen befinden sich bereits im Alter von 40 oder 50 Jahren.

Das Buch beinhaltet drei große Abschnitte. Der erste Abschnitt führt in die Thematik Haut und Psyche ein und ist unter Umständen für den rein praktisch interessierten Leser weniger bedeutsam. Dieser Leser kann den ersten Abschnitt (Kapitel 1.2.– 1.5.) außer Acht lassen. Um den Denkansatz des Buches besser zu verstehen, ist es jedoch empfehlenswert, das erste Kapitel (1.1.) durchzulesen. Die Abschnitte 2 und 3 befassen sich gezielt mit der Thematik der Sensibilität und Abgrenzung. Die Kapitel dieser Abschnitte sind so verfaßt, daß sie auch einzeln gelesen werden können. Wenn Sie das Buch systematisch von vorne nach hinten lesen, verbleiben Sie insbesondere bei jenen Kapiteln, die spezifisch Ihre persönliche Problematik ansprechen.

In diesen zwei Abschnitten werden nicht nur die Phänomene Sensiblität und Abgrenzung beschrieben, sondern zugleich Anregungen und Übungen zur Selbstreflexion und zur Selbstveränderung angeboten. Diese Übungen können und wollen nicht eine psychotherapeutische Situation ersetzen. Sie sollen jedoch gewisse Einblicke in psychotherapeutische Zusammenhänge vermitteln und gewisse Anregungen zur Selbsttherapie bieten. Bei massiver Ausprägung der Sensibilitätsproblematik, bei unbewältigten biographischen Erlebnissen oder bei einer Zusammenballung von aktuellen Problemen ist eine Psychotherapie angezeigt.

Obwohl die Hauptausrichtung dieses Buches den Neurodermitikern gilt, kann die beschriebene Thematik in wesentlichen Zügen auch auf andere chronisch Hautkranke und Allergiker zutreffen. Es können Menschen sein, die unter Urtikaria, Prurigo, Schuppenflechte oder Akne leiden. Schlußendlich sind die Ausführungen auf alle sensiblen Menschen anwendbar. Die Sensibilität und Ich-Schwäche sind ein allgemein menschliches Phänomen.

Die Problematik der Sensibilität ist ein Persönlichkeitsmerkmal, durch das im Alltag dauernd innere Spannungen erzeugt werden, die sich bei Hautkranken auf ihren Gesundheitszustand negativ auswirken. Sie provozieren Krankheitsschübe oder verhindern die Abheilung der Hautkrankheit. Dagegen bewirkt die Reduktion von psychischen Spannungen eine Harmonisierung im Hormon- und im neurovegetativen System, wodurch die Erscheinungen der Hautkrankheiten positiv beeinflußt werden und eine verbesserte Lebensqualität erreicht werden kann.

Im Text dieses Buches wird kein Unterschied zwischen den Geschlechtern gemacht. Wird das Wort «Neurodermitiker» gebraucht, so sind damit beide Geschlechter gemeint.

1. Haut und Psyche

Die menschliche Haut reagiert empfindsam auf viele psychische Zustände. Je intensiver, emotionaler die psychischen Bewegungen, um so massiver sind die Begleiterscheinungen der Haut.

Die Haut ist ein Organ, das für die sinnbildhafte Umschreibung von psychischen Zuständen seit je die Umgangssprache benützt, und dies bereits vor dem Entstehen des Forschungsbereichs Psychosomatik. Der Mensch machte also schon immer die Erfahrungen der Wechselwirkung zwischen gewissen psychischen Zuständen und ihren Auswirkung auf das Befinden der Haut. Es entstanden Redewendungen wie:

«Ich möchte aus der Haut fahren»
«Es geht mir zu stark unter die Haut»
«Ich würde ungern in der Haut des andern stecken»
«Er hat eine zu dünne Haut»
«Erröten vor Scham»
«Es läuft ihm eine Gänsehaut über den Rücken»
«Eine ehrliche und gutmütige Haut sein»
«Sich seiner Haut wehren»
«Sich in seiner Haut wohlfühlen»
«Mit heiler Haut davonkommen»
«Die Haut ist Spiegel der Seele»

Nicht über diese Redewendungen, jedoch ausgehend von den konkreten körperlichen Funktionen der Haut werden insbesondere im Kapitel «1.3. Konkrete und übertragene psychische Bedeutung der Haut» die vielfältigen psychischen Bedeutungen der Haut beschrieben. Dieses Kapitel ist etwas anspruchsvoller und theoretischer als die übrigen Kapitel. Wenn Sie damit eher Mühe haben, wechseln Sie zum nachfolgenden Kapitel «1.4. Haut und Wandlung». Ab hier ist das Buch leichter zu lesen.

1. 1. Neurodermitis oder Neurodermitiker?

Nicht nur der Krankheit, dem Objekt, sondern auch dem sie erleidenden Menschen, dem Subjekt, gebührt die ganze Beachtung.

Bereits der Titel dieses Buches «Sensibilität und Abgrenzung bei Neurodermitikern» deutet folgendes an: Hier wird nicht die Neurodermitis, die Krankheit, sondern vielmehr der Neurodermitiker, der Mensch, in den Mittelpunkt der Betrachtungen gestellt. Das bedeutet, daß der Mensch als ein Wesen verstanden wird, dessen psychische Zustände Krankheiten auslösen, bedingen und beeinflussen. Der Mensch ist ein Wesen, dessen Charakteristikum «ständige Entwicklung» beinhaltet und dem Selbstveränderungs- und Selbstheilungsfähigkeit innewohnt. Es kommt auf ihn, sein Bewußtsein an, ob er diese Anlagen nützt. Eine chronische körperliche Krankheit fordert sowohl den Betroffenen als auch die therapeutisch Tätigen zur Auseinandersetzung mit der Psyche heraus. Die Krankheit verlangt, daß der Mensch als Ganzheit betrachtet wird. Nur so können Einseitigkeiten vermeiden werden. Die Krankheit als körperliches Geschehen und der Mensch als psychisches Wesen sind zwei Pole eines Realitätsfeldes, das in seiner ganzen Dimension zu sehen ist. Dies soll genauer erklärt werden.

Der Denkansatz der klassischen Naturwissenschaft baut auf der sogenannten Objekt-Subjekt-Trennung auf. Es wird versucht, Objekte, Dinge, Krankheiten per Distanz, also objektiv zu erkennen und zu erforschen. Dieser Ansatz eignet sich hervorragend, um die Objektebene, die materielle Dimension der Welt und des Menschens zu erforschen. Setzt man ihn auch beim Erforschen der menschlichen Psyche ein, stößt man bald an seine Grenzen. Wir können im Bereiche der Psyche nur begrenzt objektive, allgemeingültige Aussagen treffen. Der Mensch als psychisches Wesen ist nicht einfach auf ein Objekt zu reduzieren. Dies insbesondere deswegen, weil der Mensch immer auch ein individuelles und ein sich stets entwickelndes Wesen ist. Es gibt bei ihm letztlich keine Determination, keine eisernen Gesetzmäßigkeiten. Bei der ganzheitlichen Betrachtung sind Verallgemeinerungen, welche über die Krankheit (Objekt) und ihre psychischen Ursachen etwas aussagen, nur relativ gültig. Den Menschen (Subjekt) zu berücksichtigen, bedeutet, ihn auch als Individuum zu berücksichtigen. Dementsprechend entsteht ein Denken, das mit der nachfolgenden Grafik verdeutlicht wird. Es bewegt sich auf einem Feldkontinuum von Möglichkeiten, die sich zwischen den Polen Objekt und Subjekt ereignen.

Objekt o------o------o------o------o Subjekt
(Krankheit) (Mensch)

Zu dem Pol Objekt gehören auch statistische Auswertungsergebnisse aus Untersuchungen. Statistische Ergebnisse sind abstrakt und unpersönlich. Sie betonen in der Regel zu stark das Objekt, die Krankheit, die Mehrheit, und verleiten zur Vernachlässigung des Individuellen. Statistische Zahlen eignen sich, um das schulmäßige, rationale Wissen zu verbessern und bieten auch eine gewisse Orientierungshilfe für die praktische Psychotherapie. Sie tragen jedoch kaum zur Annäherung ans Psychische als Zuwendung zu persönlichen Problemen, Erlebnissen und Erfahrungen (Subjekt-Pol) bei. Wie alles Objektive sind sie Konstrukte und führen vom Lebendigen und Erfahrbaren, vom Eigentlichen der Psyche, weg. Zahlen können auch ein Denken entstehen lassen, welches genaues Wissen suggeriert. Es scheint realitätsnäher zu sein, statt genaues Wissen und Verallgemeinerungen herzuleiten – und damit eindeutige Antworten, Rezepte oder Therapievorgehen zu suchen – eher auf die Vielfalt und Relativität der Problematik hinzuweisen, also auch Raum für die individuelle Ausprägung der Wirklichkeit zu schaffen.

Ebenso wenig wie es den einen Neurodermitikertyp (Objekt-Pol) gibt, gibt es auch nicht die eine Therapie der Neurodermitis, weder im medizinischen noch im psychologischen Sinne. Es gibt nur gewisse Häufungen von Faktoren, Eigenschaften, Problemen und Persönlichkeitszügen, die zu mehreren Typen gebündelt werden können. Deswegen sind auch die Aussagen dieses Buches nicht als allgemeine Wahrheiten zu verstehen. Sie bewegen sich auf dem Feld zwischen Objekt (Verallgemeinerungen) und Subjekt (Individualität).

Verallgemeinerung o------o------o------o------o Individuelles

In diesem Geiste sollen insbesondere die Abschnitte zwei und drei dieses Buches gelesen werden. Ihre Inhalte sind nicht als Verallgemeinerungen gemeint, sie treffen nicht gesetzmässig auf alle Neurodermitiker zu. Der Hautkranke soll also nicht blind glauben, er müsse alle Inhalte bei sich notwendigerweise wiederfinden. Er soll den Text eher als Angebot verstehen und erkennen, was auf ihn zutrifft. Danach kann er diesen bestimmten Inhalt als persönliches Thema betrachten und angehen. Die zutreffende Stelle ist diejenige, die einen anspricht. Dies ist der Fall, wenn beim Lesen eine emotionale Aktivierung zustande kommt, sei es in Form von Betroffenheit, Begeisterung oder Ablehnung.

Der Leser soll, statt nur zu glauben, lernen, in sich hineinzuhorchen. Durch beständige Zuwendung zu sich und durch Fehler kann er Erfahrungen sammeln und so den für ihn individuell richtigen Weg finden. In-sich-Hineinhorchen hat nichts mit Intellekt und Vernunft zu tun. Es ist eine Frage des Bewußtseins und der Bereitschaft der gezielten Aufmerksamkeitslenkung zu Gedanken, Emotionen und Körperempfindungen.

1. 2. Die Vielfalt der psychischen Probleme bei Neurodermitis

Die gleiche Krankheit hat nicht bei allen von ihr Betroffenen die gleichen Ursachen und die gleichen Auswirkungen.

Die Neurodermitis gilt heute als eine durch mehrere Faktoren bedingte Krankheit. Man spricht von multifaktoriellen Ursachen. Es sind vor allem die Faktoren Vererbung, Allergien, Klima, Psyche und Umweltschadstoffe, die den Ausbruch, den Fortbestand, die Verschlechterung und die Besserung bedingen. Die vererbte Anlage bildet die Grundlage der Krankheit, die oft bereits in der Kindheit und Jugend beginnt, jedoch in jedem Alter ausbrechen kann. Sie bricht oft in Lebensabschnitten aus, die von starken psychischen und körperlichen Umstellungen wie zum Beispiel Geburt, Pubertät und Schwangerschaft oder von belastenden Ereignissen und Erlebnissen gekennzeichnet sind. Es sind zumeist mehrere Faktoren, die in verschiedenen Ausprägungen und Kombinationen bei den einzelnen betroffenen Individuen wirken.

Bei dem Faktor Psyche konnte bis heute trotz vieler Untersuchungen keine bestimmte psychische Störung, Persönlichkeitsstruktur, innerer Konflikt oder bestimmte Lebensereignisse als spezifische Ursache bei der Auslösung und Aufrechterhaltung der Neurodermitis ausgemacht werden. Somit gibt es im Bereich des Psychischen keine einheitliche, für alle Betroffenen zwingend zutreffende Ursache. Ebenso gibt es auch kein einziges bestimmtes Problem, das in der Psychotherapie bei allen Neurodermitikern anzugehen wäre, um eine wesentliche Besserung der Krankheit zu erreichen. Für die psychotherapeutische Bearbeitung sind all jene psychischen Abläufe, die zu psychischen Spannungen und Unruhe im vegetativen Nervensystem führen, von Bedeutung. Im allgemeinen können alle psychischen Spannungszustände, inklusive positive, wie Verliebtheit, die Neurodermitis auslösen, ihre weiteren Schübe provozieren oder das Abheilen verhindern. Aus der möglichen Problemvielfalt müssen also bei jedem einzelnen Betroffenen seine individuellen Problembereiche erkannt und therapiert werden.

Um in die Vielfalt der bei einem Neurodermitiker möglicherweise bestehenden psychischen Störungen Struktur hineinzubringen, werden die drei nachfolgenden Gruppen von psychischen Problemen unterschieden. Die vierte Gruppe hat nichts mit psychischen Problemen zu tun. Sie thematisiert die konstruktiv-heilenden Wirkungsmöglichkeit des menschlichen Geistes auf den Körper.

1. 2. 1. Die allgemeinen psychischen Störungen und «life events»

Dies können zum ersten irgendwelche psychische Leiden aus der Fülle der allgemeinen Psychopathologie (Lehre von psychischen Störungen) sein. Dazu zählen Störungen wie Phobien (Ängste), Neurosen, Persönlichkeitsstörungen, Eßstörungen, traumatische Erlebnisse oder gar Psychosen. Es handelt sich also um dauerhafte Störungen. Zum zweiten sind es die sogenannten «life events», die aktuellen, psychisch belastenden Lebensereignisse. Es sind Ereignisse wie der Tod von nahestehenden Menschen, Trennungen, Scheidungen, Examen, existentielle Probleme, berufliche Belastungen und berufsbedingte Konflikte.

Es besteht eine Wechselwirkung zwischen den dauerhaften und aktuellen Leiden. Wie die aktuellen Lebenssituationen erlebt und bewältigt werden, hängt von der individuellen Persönlichkeitsstruktur und von den bereits vor der Situation bestehenden psychischen Störungen oder Bewältigungsfähigkeiten ab. Andererseits prägen die aktuellen Ereignisse die künftige allgemeine psychische Situation.

1. 2. 2. Die symbolischen Störungen

Darunter verstehen wir jene psychischen Störungen, die im Sinne der symbolischen Bedeutung der Haut aus der ersten Gruppe ausgesondert werden. Wir können sie für die Neurodermitis, die Hauterkrankungen als symbolisch-typisch, aber nicht als spezifisch betrachten. Es handelt sich also um psychische Probleme, die nicht zwingend als Ursache für die Neurodermitis zu sehen sind. Eigentlich kann jedermann, auch der Hautgesunde, unter dieser Problematik leiden.

Bei der Bildung der Problemgruppe der symbolischen Störungen bin ich von den konkreten psychischen Funktionen des Hautorgans ausgegangen. Es sind die bereits in den 60er Jahren von Prof. S. Borelli beschriebenen Funktionen der Haut als Abgrenzungs-, Ausdrucks-, Eindrucks- und Kontaktorgan. Über das Denken in Gleichnissen leite ich von diesen konkreten psychischen Funktionen die entsprechenden symbolischen psychischen Bedeutungen ab. Der Vollständigkeit halber gehe ich bei der Ableitung von den physiologischen, also den konkreten organischen Funktionen der Haut aus. Die Ableitung wird schnell verständlich, wenn Sie im nachfolgenden Kapitel die detaillierte Beschreibung der drei Bedeutungsebenen, der physiologischen, der konkret-psychischen und der symbolischen, nachlesen.

Bei den symbolischen Störungen handelt es sich um psychische Probleme, die mit Nähe-Distanz-Problematik und mit Kontakt- und Beziehungsstörungen zu tun haben. Es handelt sich zum Beispiel um Hemmungen des Emotionsausdrucks, um Ich- und Identitätsschwäche, Abgrenzungsunfähigkeit, Körperfremdheit und Kopflastigkeit. Diese Problembereiche führen zur Selbstüberforderung, Streß, überhöhter Sensibilität, Unsicherheit und Selbstfindungsproblemen.

In diesem Buch wird diese Thematik über die Begriffe Sensibilität und Abgrenzung erfaßt und angegangen. Sie ist bei der praktischen psychotherapeutischen Arbeit mit Neurodermitikern und anderen Hautkranken immer wieder in verschiedensten Varianten anzutreffen. Therapeutisch geht es dabei um den Aufbau des gesunden Ich und der inneren Kraft, um aus der Position der Stärke die Probleme, welche das Leben und die Krankheit mit sich bringen, bewältigen zu können

1. 2. 3. Die reaktiven Belastungen

Hier handelt es sich um jene psychischen Probleme, die sich aus der chronischen Hautkrankheit ergeben. Dazu gehören der Juck-Kratz-Zirkel, das Entstellungssyndrom (Hautmakel), die Krankheitsbewältigung und die sogenannten somato-psychischen Belastungen.

Das Jucken ist das quälendste Symptom der Neurodermitis. Es ist mit dem die Krankheit verschlechternden und erhaltenden Kratzen gepaart. Der sichtbare Hautmakel prüft und erschüttert die Selbstsicherheit und die Kontaktfähigkeit. Er löst oft eine übersteigerte negative Zuwendung zu der entstellten Haut aus. Eine weitere, wesentliche Folge der chronischen Hautkrankheit ist die Verminderung der Lebensqualität und die erschwerte Bewältigung des Alltagslebens. Der Neurodermitis-Ausbruch oder der starke, anhaltende Schub führt zur Veränderung des psychischen Befindens. Es ist das Leiden, das durch das körperliche Unbehagen entsteht und sich psychisch belastend auswirkt. Man spricht von somato-psychischer Wirkung. Diese psychische Belastung setzt die Lebenskraft herab und kann dazu alte, unbewältigte Probleme aktivieren. So kann unter Umständen eine psychische Krise oder ein Zusammenbruch augelöst werden.

Bisweilen kann das Leiden unter der Krankheit, dem Juckreiz, dem Schmerz und den Entstellungen, eine traumatisierende Form annehmen. Es entsteht eine psychische Krise, die von Gefühlen wie Verzweiflung, Hoffnungslosigkeit und Zukunftsängsten dominiert wird. Oft entstehen dadurch depressive Verstimmungen, die sich manchmal bis zu Suizidgedanken steigern. Die Krankheitskrise bedeutet ein Auf-sich-selbst-geworfen-Sein. Dies kann jedoch zugleich die Chance für Selbstbesinnung, Selbsterkenntnis und Selbständerung beinhalten.Werden die Gefühle wie Verzweiflung, Hoffnungslosigkeit, Zukunftsängste, Todesängste ausgehalten und bewältigt, der Unterbruch der gewohnten Lebensweise und der Aktivität als Chance für Selbstzuwendung und Reflexion genützt, können Veränderungen oder neue Entwicklungswege (Lebensinhalte, Lebensschwerpunkte, Lebenssinn) ergriffen werden, und der psychische Aufbau kann beginnen.

1. 2. 4. Aktvierung körpereigener Heilkräfte

Hierzu gehören die auf Selbstbeeinflussung ausgerichteten geistig-körperlichen Techniken. Wir können sie in zwei Gruppe unterteilen:

⇨ Techniken, die schwerpunktmäßig auf die Besserung der allgemeinen Gesundheit ausgerichtet sind, wie Autogenes Training, Yoga, Tai Chi, Meditation. Ihr Effekt ist auf Selbsterfahrung und auf Vitalisierung oder Ausgleich von psychisch-körperlichen Energien ausgerichtet.

⇨ Geistige Techniken, die auf spezifische Gesundheitsbeeinflussung abzielen. Dies geschieht in Form von meditativer Vitalisierung bestimmter Körperteile und Organe und als Beeinflussung ihrer Funktionen, beispielsweise als Aktivierung oder Harmonisierung des Immunsystems.

Diese zwei Gruppen ergänzen sich. Insbesondere die zweite Gruppe zielt auf eine direkte Verbesserung der körperlichen Gesundheit ab. Es geht dabei also nicht um Psychotherapie im traditionellen Sinn als Verarbeitung von psychischen Problemen und als Veränderung von psychischen Reaktionen und Verhaltensweisen. Es geht vielmehr um die Gesundheitsförderung über die Aktivierung der körpereigenen Heilkräfte. Die spezifische Gesundheitsbeeinflussung geschieht über suggestive und imaginative Selbstbeeinflussung, die Ähnlichkeiten mit Autogenem Training und Meditation hat.

Es gibt zwei Voraussetzungen für das Praktizieren der gezielten Gesundheitsbeeinflussung. Erstens muß ein gewisser Abbau von Grundkonflikten der Persönlichkeit und anderer Spannungsquellen geschehen. Dies erfolgt durch psychotherapeutische Arbeit. Dabei wird neben der Spannungsreduktion und der Selbsterkenntnis auch die Selbstzuwendung erlernt. Der Spannungsabbau für die sensible Persönlichkeit wird in diesem Buch behandelt. Die zweite Voraussetzung ist die Beherrschung von Entspannungstechniken. Durch ihre Anwendung wird die Konzentrations- und Selbstbeeinflussungsfähigkeit entfaltet. Bei der geistigen Aktivierung der Heilkräfte ist die Selbstzuwendung, die Konzentrations- und die Selbstbeeinflussungsfähigkeit mit der gezielten Visualisierungsfähigkeit oder Energiesteuerungsfähigkeit zu verbinden.

Diese Selbstbeeinflussungsmöglichkeiten sind heute erst am Anfang ihrer Entwicklung. Sie werden oft falsch verstanden. Dies ist der Fall, wenn diese Techniken eingesetzt werden, davor jedoch keine genügende Auseinandersetzung mit sich selbst stattgefunden hat. Sie sind kaum wirksam, wenn die Selbstzuwendung unentfaltet bleibt, die Selbsterkenntnis fehlt und die psychischen Grundprobleme nicht gelöst sind. Die ungelösten Grundprobleme bedeuten eine Quelle von Unruhe und Spannungen. Somit verursachen sie eine vegetative Unruhe, schwächen die Konzentrationsfähigkeit und verbrauchen unproduktiv die für die Selbstbeeinflussung nötige psychische Kraft.

Die psychischen Belastungen und Probleme bei Neurodermitis sind nicht nur die Folge der Krankheit und der Entstellungen. Sie sind immer auch ein Produkt aus der Wechselwirkung zwischen den drei Problemgruppen, zwischen dem allgemeinen psychischen Zustand, den symbolischen Störungen und den Krankheitsfolgen. Das Zusammenwirken dieser drei Problembereiche führt leicht zur Entstehung oder Verfestigung des sogenannten psychosomatischen Zirkelschlußes. Je besser die seit der Kindheit und Jugend bestehende psychische Gesundheit ist und je üblicher es ist, sich mit psychischen Problemen auseinanderzusetzen, um so einfacher und schneller wird zum Beispiel das Entstellungsproblem bei Neurodermitisausbruch im Erwachsenenalter bewältigt. Bei der psychischen Grundgesundheit ist vor allem die Güte des Basis-Selbstwertgefühls, der Identität und der Individualität von Bedeutung. Je schwerwiegender die alten Störungen und je unausgeglichener der allgemeine psychische Zustand, um so labiler ist auch das Selbstwertgefühl und die Selbstsicherheit. Entsprechend schwieriger ist die Krankheitsakzeptanz, die Verarbeitung des sichtbaren Hautmakels und die Beherrschung des Kratzens.

1. 3. Konkrete und übertragene psychische Bedeutung der Haut

Nicht nur konkret, sondern auch symbolisch stellt die Haut viele wichtige psychische Funktionen dar. Sie zu erkennen erleichtert uns den Einstieg in die Welt der Psyche.

Die im vorangegangenen Kapitel dargestellten Inhalte der zweiten Problemgruppe, die symbolischen Störungen, werden in diesem Kapitel abgeleitet und erklärt. Die nachfolgende systematische Darstellung geht von den körperlichen (physiologischen) Funktionen des Organs Haut aus. Diese bilden die erste Ebene der Darstellung. Auf der zweiten Ebene werden die entsprechenden konkreten psychischen Bedeutungen der Haut beschrieben und auf der dritten Ebene die entsprechenden symbolischen psychischen Bedeutungen.

1. 3. 1. Abgrenzung und Schutz

Physiologisch:
Die Haut grenzt den Körper des Menschen ab und bildet die äußere Grenze für Bestandteile des Körperinneren. Zugleich schützt sie vor gewissen Einflüssen von außen, wie mechanische Einwirkungen, Strahlen, Viren, Bakterien, Pilzen. Der Fett- und Säureschutzmantel der Haut wehrt auch Einwirkungen von Chemikalien ab. Beispielsweise gewährleistet der Säureschutzmantel die Widerstandsfähigkeit gegenüber Alkalien wie Seifenlauge. Diese Alkalienresistenz ist bei der neurodermitischen Haut vermindert. Diese Haut ist neben der Alkalienanfälligkeit auch für Infektionen und Pilzwachstum anfälliger. Die Schutz- und Abwehrfunktion (Immunabwehr) der neurodermitischen Haut ist also herabgesetzt.

Die Neurodermitis ist nicht selten begleitet von Allergien. Bei der allergischen Reaktion handelt es sich nicht um eine abgeschwächte Abwehrreaktion, sondern um eine überschießende Immunreaktion. Das Immunsystem schätzt bestimmte Stoffe, zum Beispiel Gräserpollen, als Bedrohung, also falsch ein. Dadurch entsteht eine heftige Abwehrreaktion des Körpers auf Stoffe, die nicht bedrohlich sind.

Konkret-Psychisch:
Die Haut zieht eine Linie zwischen dem Individuum und der restlichen Welt. Auf der psycho-sozialen Ebene bildet sie die Ich-Du-Schranke. Die Haut ermöglicht über das Sehen oder die eigene Körperempfindung die Wahrnehmung der Grenzen der eigenen Körperlichkeit und der eigenen Person. Hierher gehört auch das psychische Erleben, das sich aus der Empfindung des guten oder schlechten Hautzustandes oder aus der guten oder schlechten biologischen Schutzfunktion der Haut ergibt.

Symbolisch-psychisch:
Analog der Haut als Grenzorgan und Behälter für das Körperinnere, die Organe, kann auf der psychischen Ebene das Ich gesehen werden. Wie die Haut das Körperinnere, hält das Ich die Teile der Persönlichkeit zusammen. Dank dem Ich können die vielfältigen, je nach Lebenssituation sich einschaltenden Eigenschaften als zu mir selbst gehörig erlebt und akzeptiert werden. Die Haut als Darsteller des Ich und der Ich-Nähe wird auch in der Redewendung «Die Haut ist näher als das Hemd» sinnbildlich offenbart.

Die Empfindung des Körpers vermittelt das körperliche Ich-Empfinden. Die bewußte Empfindung der Haut vermittelt das Empfinden der Körpergrenze. Entsprechend diesen Körperempfindungen können wir vom psychischen Ich-Raum und von psychischer Abgrenzung sprechen. Es ist das Gespür für die psychische Individualität: «Wer bin ich?» «Wo höre ich auf und wo beginnt der andere?».

Das Ich-Gespür, die Abgrenzung, hängt mit der Fähigkeit zusammen, die individuellen Unterschiede zu erkennen und zu formulieren. Es geht um die Unterscheidung der eigenen von fremden Bedürfnissen, Meinungen, Auffassungen und Gefühlen. Damit ist jene psychische Funktion des Ich gemeint, die sich in Eigenschaften wie Selbstsicherheit, Identität, Individualität und Autonomie äußert. Sind diese Eigenschaften gut entwickelt, ist der bewußte Schutz vor unerwünschter fremder Einflußnahme (Suggestion, Manipulation, Ausnützung) und die Wehr- und Verteidigungsfähigkeit bei falschen Beschuldigungen und Ungerechtigkeiten gewährleistet. Zugleich ist auch die

Wahrnehmung eigener Grenzen, wie Belastungsgrenzen, Überforderung, Fähigkeitsbegrenzungen, möglich.

Die Abgrenzung hat auch mit der sogenannten sozialen Distanz zu tun. Sie bietet in Kontaktsituationen den beiden Beteiligten psychischen Schutz und das Empfinden der eigenen persönlichen Sphäre. Welches Ausmaß der körperlichen Entfernung angenehm ist, hängt nicht nur vom Sympathieausmaß, sondern auch von der Ich-Stärke und der Selbstsicherheit ab. Je ausgeprägter die Selbstsicherheit und die Ich-Identität ist, um so besser ist die Abgrenzungsfähigkeit, und um so einfacher kann die Annäherung ans Du geschehen. Die Nähe wird in diesem Fall gut ertragen, weil das Ich stark ist, die Persönlichkeitsanteile zusammenhält und Grenzen absteckt. Das Ich wird also nicht durch die Selbstverlustangst geschmälert.

Störungen der psychischen Abgrenzungs- und Schutzfunktion äußern sich als unreifes Ich, schwache Selbstsicherheit, fehlende Autonomie, schwache Identität und unentfaltete Individualität. Das Gefühl, anderen ausgeliefert und unterlegen zu sein herrscht vor. Die Umwelt wird stärker und gefährlicher erlebt, als sie es in Wirklichkeit ist. Negative Dinge und Aussagen werden auf sich bezogen oder neutrale negativ und selbstabwertend interpretiert. Überanpassung oder aggressive Überreaktion sind die damit zusammenhängenden Verhaltensfolgen. Unterentwickelte psychische Abgrenzungs- und Schutzfunktion kann als zu hohe Sensibilität bezeichnet werden. Sie wird im Volksmund als «dünne Haut» bezeichnet. Gute oder zu gute Schutzfunktion und Ich-Bezogenheit ist das sogenannte «dicke Fell». Das «dicke Fell» als das übermäßige Sich-Verschließen ist manchmal ein Hilfsmittel, um innere Verletzungen und Empfindlichkeiten zuzudecken.

1. 3. 2. Ausdruck

Physiologisch:
Auf der körperlichen Ebene bedeutet Ausdruck Abgabe von Wärme und Flüssigkeit des Körpers durch das Organ Haut. Damit wird die Temperatur des Körpers reguliert. Neben normaler Ausdünstung handelt es sich hier um das durch körperliche Aktivitäten verursachte Schwitzen. Bei Neurodermiti-

kern ist aufgrund der gestörten Funktion der Haut ein erhöhter Wasserverlust festgestellt worden.

Konkret-psychisch:
Die Haut drückt emotionale Abläufe aus. Bei innerpsychischer Erregung wird die angeregte Emotion über Schwitzen, Erröten, Erblassen, Gänsehaut, nach außen sichtbar gemacht. Es handelt sich um psychisch verursachte physiologische Abläufe im Organ Haut. Wir sprechen auch von körperlichen oder vegetativen Begleiterscheinungen der Emotionen. Das Schwitzen ist hier psychisch-emotional verursacht. Es ist das sogenannte psychogene Schwitzen. Die Begleiterscheinungen sind normale psycho-physiologische Reaktionen, die mehr oder minder intensiv bei allen Menschen vorkommen. Bei Menschen mit einem bestimmten überempfindlichen Organ wirken sich die Begleiterscheinungen, insbesondere wenn sie intensiv und häufig sind, in diesem Organ negativ aus. Wie intensiv und destruktiv die Begleiterscheinungen für ein Organ sind, hängt nicht nur von der Gesundheit des Organs, sondern auch vom Umgang mit den Emotionen ab. Die Verdrängung oder Anstauung von emotionalen Regungen bedeutet fehlender Ausdruck und ungenügende Verarbeitung von Emotionen. Dies kann sich – ebenso wie die emotionale Übersteigerung – negativ auf das anfällige Organ Haut auswirken. Über den verbesserten Ausdruck oder die verbesserte Verarbeitung von Emotionen kann also der Hautzustand, die Neurodermitis, positiv beeinflußt werden.

Dabei wird der Zusammenhang zwischen Psyche und Körper (Soma) deutlich. Die Worte «Psychosomatik» und «psychosomatisch» beschreiben die Auswirkungen der psychischen Abläufe im Körpergeschehen. Das Wort «somato-psychisch» beschreibt die umgekehrte Wirkung vom Körper auf die Psyche, beispielsweise das Erleben der Empfindung von körperlichem Schmerz, quälendem Juckreiz oder zärtlicher Berührung.

Symbolisch-psychisch:
Damit ist der Selbstausdruck gemeint, das heißt, die Fähigkeit, alle eigenen psychischen Inhalte wie Gedanken, Auffassungen, Bedürfnisse, Wünsche, Erwartungen, Phantasien, Verletzungen, emotionale Regungen und intuitive Ahnungen zum Ausdruck zu bringen. Dies geschieht über Wortinhalte, Tonfall, Tränen, Gestik, Mimik, Körperbewegungen und Malbilder. Diese Ausdrucksformen können an die Mitmenschen gerichtet sein oder können auch nur für sich selbst als Verarbeitungsvorgang vorgenommen werden. Beim

Selbstausdruck ist insbesondere der Ausdruck von Gefühlen zu beachten. Dieser erstreckt sich über das ganze Spektrum der Emotionen, von den aggressiven Affekten bis hin zu den subtilen Liebesgefühlen.
Ausdruck meint vor allem spontane und echte Äußerungen, sei es mit Worten oder in non-verbaler Form. Spontan sein heißt, sich psychisch zeigen, sich insbesondere im Sinne der inneren emotionalen Regung ausdrücken ohne zu werten, überlegen, auswählen, kontrollieren oder zu rationalisieren. Erst über diesen Selbstausdruck kann psychische Intimität entstehen. Diese entsteht, wenn man sich öffnet, dem anderen eigene Empfindungen kundgibt und wenn dieser sie vorbehaltlos annimmt und nicht mißbraucht. Die gegenseitige Akzeptanz und Toleranz ermöglicht und regt den freien Ausdruck an. Dagegen wird der freie Ausdruck gehemmt, wenn das Ausgedrückte negativ bewertet, nicht ernst genommen oder mißbraucht wird.

Guter Selbstausdruck baut Kontaktnähe auf, er erleichtert die Kommunikation und das Verständnis der anderen für die eigene Lage. Er erschafft Echtheit, weil das wahre Selbst greifbar und konkret wird. Der Ausdruck der eigenen Innerlichkeit bedeutet, die Chance zu haben, von andern verstanden zu werden. Er bedeutet zugleich, den anderen die Möglichkeit zu geben, mich, denjenigen der sich ausdrückt, zu verstehen. Innerhalb der Psychotherapie ist besonders der Ausdruck von Emotionen ein wichtiger therapeutischer Akt.

Zur symbolischen Ausdrucksfunktion gehört auch das Ausüben von Einfluß auf die anderen Menschen. Die Bandbreite der Einflußnahme reicht von der absichtslosen, offenen Information über die subtilen Suggestionen, Intrigen und Manipulationen bis zu direkter Machtausübung.

Eine Form des Selbstausdrucks ist das psychische Geben. Es entsteht, in dem wir den anderen Aufmerksamkeit, Zuwendung, Hilfe und sensible Einfühlung zukommen lassen. Wenn von anderen Menschen nicht genügend zurückkommt und das eigene Ich nicht beachtet wird, wird zu viel gegeben. Das heißt, es wird für andere zu viel getan, rechtgemacht und geholfen, bis zur Verausgabung und Erschöpfung. Es handelt sich um eine erhöhte Abgabe von psychischer Energie nach außen. Dies entspricht bei neurodermitischer Haut auf der Körperebene der erhöhten Feuchtigkeitsabgabe an die Umgebung.

1. 3. 3. Aufnahme

Physiologisch:
Die Haut ist ein Sinnesorgan. Über den Tastsinn werden Formen und qualitative Beschaffenheiten von körperlichen Dingen aufgenommen. Qualitäten wie Feinheit, Grobheit, Festigkeit, Feuchtigkeit, Glätte werden aufgenommen und unterschieden. Zugleich ermöglicht die Haut die Wahrnehmung der eigenen Zustände wie Wärme, Kälte oder Schmerz. Alle diese Wahrnehmungen werden über das Nervensystem geleitet und kommen schließlich als Informationen und Erlebnisse in der Psyche und zumeist auch im Bewußtsein an.

Konkret-psychisch:
Hier ist das unmittelbare psychische Erleben gemeint, das durch den Tastsinn der Haut ausgelöst wird. Die Aufnahme bestimmter äußerer Reize über die Haut bewirkt entsprechende psychische Empfindungen. Zum Beispiel wird das Berühren einer weichen und angenehm temperierten Fläche als wohltuend erlebt. Bei zu starker Erwärmung des Körpers wird die Abkühlung als angenehm erlebt und umgekehrt. Auch eine zarte Berührung wird in der Regel als angenehm erlebt. Genauer gesehen, wird die zarte Berührung psychisch verschieden umgesetzt und eingeordnet. Sie kann als eine bloß angenehme Empfindung, als Belohnung oder Anerkennung, als Versöhnungsakt oder auch als ein tiefes Ereignis von Geliebt-Sein erlebt werden. In allen Fällen kann sie sich als Stärkung des Selbstwertgefühls auswirken.

Bei allen Formen der Berührung wird die Intensität der Aufnahme durch die bewußte Zuwendung beeinflußt und verstärkt. Es wird also die körperliche Empfindung und die Intensität des damit zusammenhängenden psychischen Erlebens deutlicher. Je klarer die Aufmerksamkeit bei der Empfindung ist, um so intensiver kann sie erlebt werden.

Symbolisch-psychisch:
Die Aufnahme bedeutet – auf der übertragenen Ebene – Aufnahme von Informationen in jeder Form. Es handelt sich um alle Formen der Sinneswahrnehmung. Neben dem Tastsinn ist also auch das Sehen, Hören, Riechen und Schmecken einzubeziehen. Nicht nur die Wahrnehmung an sich, sondern auch ihre Intensität oder Sensibilität ist zu berücksichtigen. Je höher die Sen-

sibilität, um so höher ist die Aufnahmebereitschaft für äußere Reize. In zwischenmenschlichen Kontakten manifestiert sich die Sensibilität als erhöhte Einfühlungsfähigkeit und Beeinflußbarkeit. Die Sensibilität kann auch Formen der intuitiven und parapsychologischen Sensitivität annehmen. Es handelt sich um Wahrnehmungen, die nicht über die Sinnesorgane vermittelt werden. Insbesondere die Sensibilität in zwischenmenschlichen Kontakten wird in den Kapiteln 2.1 bis 2.4. eingehend behandelt.

Die Aufnahme ist das Gegenstück zum Ausdruck und ist ein wichtiger Teil für das Zustandekommen von guter Kommunikation. Die gute Aufnahme ist die unentbehrliche Basis für das Verstehen des andern. Dabei ist nicht nur das gute Zuhören auf der Wortebene, sondern auch die Aufnahme weiterer Signale von Bedeutung, um echtes Verstehen und Einfühlen zu realisieren.

1. 3. 4. Präsentation

Physiologisch:
Hierher gehört die konkrete Beschaffenheit der Haut bezüglich Farbe, Feinheit, Grobheit, Elastizität, Fettgehalt, Feuchtigkeit, Durchblutung. Einige dieser Eigenschaften sind kollektive Merkmale, wie zum Beispiel die durch Rassenzugehörigkeit bestimmte Hautfarbe. Die meisten der konkreten Eigenschaften der Haut sind individuell verschieden. Sie können jedoch durch ihre Ähnlichkeit zu bestimmten Typen zusammengefaßt werden. Dazu gehören die verschiedenen Hauttypen. Nach Fett- und Feuchtigkeitsgehalt wird unterschieden in trockene, fette und normale Haut. Nach Lichtempfindlichkeit werden innerhalb der weißen Rasse vier Pigmentierungstypen unterschieden. Im Zusammenhang mit der Präsentation ist die Haut auch in ihrer Funktion als Abgabeorgan, denken wir an das Schwitzen, von Bedeutung. Hiermit wird die Verwandtschaft der zwei Hautfunktionen Präsentation und Ausdruck deutlich. Bei der Präsentation sind jedoch vor allem die für das Gegenüber wahrnehmbaren Beschaffenheiten der Haut von Bedeutung.

Konkret-psychisch:
Die Haut präsentiert uns nach außen und vermittelt den anderen Eindrücke über unsere Person. Die Haut vermittelt eine Fülle von Informationen. Sie

gibt Auskunft bezüglich Rassenzugehörigkeit, Alter und Gesundheitszustand. Sie vermittelt den ästhetischen Eindruck (schön – häßlich), orientiert über den sozialen Status (gepflegt – ungepflegt, gebräunt – blaß). Das Aussehen der Haut kann in Begegnungen beim Gegenüber unmittelbare Gefühlsregungen auslösen. Es handelt sich um Gefühle wie Attraktivität, Anziehung, Abneigung, Ekel, Mitleid, Akzeptanz, Angst, Unsicherheit. Die Informationen, welche die Haut vermittelt und die Gefühle, die beim Betrachter entstehen, können zu Bewertungen des Hautträgers führen. In diesem Zusammenhang sehr bekannt sind rassistische Einstufungen.

Der beim Beobachter ausgelöste Eindruck und seine Bewertungen des Hautträgers sind subjektiv. Sie haben nur am Rande mit der objektiven Beschaffenheit der Haut des Hautträgers zu tun. Sie sind weitgehend ein Produkt der individuellen psychischen Situation des Betrachters. Auf die gleiche hautmäßige Beschaffenheit werden mehrere Betrachter verschieden reagieren. Die Reaktionen des Betrachters sagen also insbesondere etwas über ihn selbst aus. Die konkrete Präsentationsfunktion ist bei den reaktiven psychischen Belastungen (vgl. Kap.1.2.) von Bedeutung. Es handelt sich um die durch den Hautmakel ausgelöste Unsicherheit. Auch hier spiegelt sich die subjektiv-individuelle psychische Situation des Betroffenen wieder. Bei gleich ausgeprägtem Makel sind verschieden starke Selbstwerterschütterungen üblich.

Symbolisch-psychisch:
Hier ist nicht nur die körperliche oder bekleidungsmäßige, sondern vor allem die psychische Selbstdarstellung gemeint. Diese geschieht zum Teil bewußt, oft jedoch als unbewußte, non-verbale Selbstdarstellung. Es geht um die Präsentation unseres Wesens, unseres Charakters, unserer Individualität. Es geht darum, welche unserer Eigenschaften, Fähigkeiten, Schwächen und Unvollkommenheiten wir unserer Umwelt zeigen und in welcher Form. Das heißt, wie und in wiefern wir uns selbst, unsere Arbeit, unsere Erfolge oder Mißerfolge, unsere Probleme und Belastungen den andern preisgeben, kundtun, darstellen. Die Selbstpräsentation hängt eng mit dem in Kapitel 1.3.2. beschriebenen Selbstausdruck zusammen.

Die Bandbreite der Selbstpräsentation reicht von großer Offenheit bis zur Verheimlichung und Vertuschung. Die unbewußte Selbstdarstellung ist zumeist echt, die bewußte kann echt sein oder eine Verstellung. Diese führt zu einer maskenhaften Selbstdarstellung in verschiedenen sozialen Situationen. Je unechter, also dem inneren Impuls oder Bedürfnis entfernter die Darstellung ist, um so gekünstelter der Kontakt. Findet die maskenhafte Verstellung zu oft statt, besteht die Gefahr der übermäßigen Identifikation mit der Maske und damit die Verdrängung des eigentlichen Selbst. Es gibt auch jene unbewußte Selbstdarstellung, welche die selbstverständliche Anpassung an gewisse gesellschaftliche Ideale, Normen und Wertvorstellungen widerspiegelt. Bei dieser Selbstdarstellungsform ist das Ich identisch mit den kollektiven Vorstellungen darüber «Wie man zu sein hat» «Was man tut und was nicht». Es handelt sich dabei nicht um eine Verstellung, weil die eigenen individuellen Vorstellungen und Bedürfnisse noch nicht entwickelt sind. Erwartet die gesellschaftliche Norm ein makelloses Aussehen, so bedeutet die Akzeptanz der eigenen Hautentstellungen die Stärkung der individuellen Identität und der Selbstsicherheit.

Die Angst vor der psychischen Selbstpräsentation ist relativ verbreitet. Sie ist auch ein wesentlicher Bestandteil der Angst vor Psychotherapie. Bei dieser ist die Selbstdarstellung und der Selbstausdruck von zentraler Bedeutung. Die Selbstdarstellungsangst äußert sich aber auch als Angst, im Mittelpunkt der Aufmerksamkeit der anderen, einer Gruppe zu sein. Die Präsentationsschwäche treibt dazu an, solche Situationen zu vermeiden oder aus ihnen zu flüchten. Es gibt jedoch auch das übermäßige Bedürfnis nach Selbstdarstellung. Bei dieser narzißtischen Neigung dominiert das Bestreben, oft oder immer im Mittelpunkt zu sein und womöglich bewundert zu werden.

1. 3. 5. Kontakt

Beim Kontakt sind alle vorgängig beschriebenen Funktionen beteiligt. Aus dem Zusammenwirken dieser vier Funktionen ergibt sich die Kontaktfähigkeit. Wie gut die Kontaktfähigkeit einer Person ist, hängt von ihrer Fähigkeit zu Abgrenzung, Präsentation, Ausdruck und Aufnahme ab. Ist eine oder mehrere dieser vier Funktionen gestört, ist auch das optimale Funktionieren des Kontaktes gestört.

Das Hautorgan ermöglicht vor allem über die Berührung und den Tastsinn den konkreten körperlichen Kontakt zu anderen Menschen. Diese Kontaktform findet statt in alltäglichen Berührungen, Zärtlichkeiten und in erotisch-sexuellen Kontakten. Die Haut bildet die körperliche Ich-Grenze. Die soziale Distanz bildet die psychische Ich-Grenze. Die Überwindung der sozialen Distanz bedeutet eine körperliche und psychische Annäherung von Menschen. Die körperliche Nähe muß psychisch nicht immer als erwünscht und angenehm erlebt werden. Sie kann auch als unangenehm oder gar als bedrohlich erlebt werden. Hierbei findet automatisch ein inneres Verschließen statt und bald auch das körperliche Distanzieren vom andern. Dies geschieht bei fehlender Selbstsicherheit oder bei Antipathien. Bei starken psychischen Störungen im Bereich des Kontaktes und des Selbstwertes kann die zarte Berührung falsch, als bedrohlich, eingestuft und erlebt werden. Sie wird abgeblockt oder zumindest innerlich abgelehnt und somit nicht positiv erlebt. Ein böse gemeinter Schlag wirkt umgekehrt. Neben der unangenehmen Empfindung, die sich aus dem körperlichen Schmerz ergibt, wird er als psychische Demütigung erlebt. Diese ist in der Regel das belastendere Problem als der körperliche Schmerz. Wird ein Schlag ersichtlich im Spaß und wohlwollend erteilt, ist er kaum belastend. Wird ein Schlag von gleicher Heftigkeit aber in böser oder strafender Absicht erteilt, wirkt er sich belastend oder demütigend aus. Das Kitzeln dagegen kann als angenehm oder unangenehm erlebt werden. Bei guter Selbstsicherheit und mit Zuneigungsgefühlen wird die körperliche Nähe und die hautmäßige Berührung als wohlige psychische Nähe, als Offenheit und als seelischer Austausch empfunden.

Der hautmäßige Kontakt kann bei gefälliger psychischer Nähe zum Erleben führen, das zur Aufhebung sowohl der körperlichen als auch der psychischen Grenzen zwischen zwei Individuen führt. Es entsteht eine psychische Verschmelzung, in der keine Grenzen, Trennungen und Hindernisse erlebt werden. Die Gegensätze, wie Aufnahme und Ausdruck, Geben und Nehmen, heben sich in ihrer Gegensätzlichkeit auf. Dies ist der Fall bei guten und intensiven erotisch-liebevollen Kontakten.

Auf der symbolisch-psychischen Ebene ist nicht der hautmäßig-konkrete Kontakt gemeint, sondern alle anderen Formen der Kommunikation. Kommunikation ist ein Austausch zwischen Menschen, und dieser ist in den vielfältigsten Formen möglich. Die Austauschformen reichen vom Malen und Schreiben über Blickkontakt, von der verbalen und mimischen Kommunikation bis hin zu den modernen Kommunikationsmitteln. Bei der Kommunikation geht es immer ums Herstellen, Aufrechterhalten und Beenden des Kontaktes. Die Kontaktaufnahme und die Kommunikationsform kann bei einem Beteiligten entweder durch die aktive (Kontaktfreudigkeit) oder die passive (Kontaktscheu) Form dominiert sein. Weitere symbolisch-übertragenen Formen des Kontakts sind Beziehungen, Freundschaften, Bindungen, Partnerschaft.

1. 4. Haut und Wandlung

Der Mensch ist ein sich stets entwickelndes Wesen. Krisen und Krankheiten regen ihn an, die innerlich fälligen Entwicklungsschritte zu vollziehen.

Die symbolische Bedeutung der Haut beinhaltet auch den Wandlungsprozeß. Der psychische Austausch zwischen innen und außen führt zu Erlebnissen und Erfahrungen, die zur Entfaltung und Veränderung des Menschen führen. Der Mensch braucht Austausch, um sich entwickeln zu können. Der Austausch ist auch in der Psychotherapie eine wesentliche Kraft bei der Anregung, der Entwicklung und Veränderung.

Der Wandlungsprozeß wird im Ereignis der Häutung symbolisiert. Diese geht insbesondere bei Reptilien sehr eindrücklich vor sich. Das Häutungsphänomen symbolisiert die Verwandlung, Veränderung, also den psychischen Veränderungsprozeß. Die Häutung als körperlich konkretes Phänomen und auch als innere Sehnsucht ist hauptsächlich bei schwer betroffenen Neurodermitikern festzustellen. Dieses Phänomen ist sicher nicht so spektakulär wie bei einer Schlange, aber sehr deutlich. Auf der Körperebene äußert es sich als Bedürfnis und oft als konkrete Handlung, die alte Haut zu pellen, zu entfernen, um so die neue Haut hervortreten zu lassen. Dabei ist das Bedürfnis, sich in der neuen Haut neugeboren und wohl zu fühlen sehr stark. Das gleiche, jedoch als ein langwieriger Prozeß, läuft auf der psychischen Ebene ab. Es entsteht das Bedürfnis «aus der eigenen (kranken) Haut herauszukommen, sie abzustreifen». Es geht also um das innere Bedürfnis, die bisherigen Lebensgewohnheiten, den Lebensstil, die Denk- und Gefühlsmuster zu verlassen und neue zu suchen.

Bekanntlich sind bei allen Menschen Krisen und Leiden die Anlässe zur Auseinandersetzung mit sich selbst, zur Veränderung und damit zur persönlichen Erweiterung und Reifung. Vorwiegend der schwere Neurodermitisverlauf geht mit einer tiefen Krise, mit massivstem Leiden auf der körperlichen und psychischen Ebene einher und zwingt zur Selbstzuwendung und Auseinandersetzung mit sich selbst. Die Hautkrankheit ist die Bremse des gewohnten Lebenslaufs und ihr Leiden der Druck, sich seiner selbst anzunehmen.

Die von der Dynamik des inneren Entwicklungsprozesses her fällige aber nicht vollzogene Wandlung führt in eine Krise, die sich psychisch und körperlich manifestieren kann. Wird der fällige Wandlungs- und Entwicklungsprozeß psychisch vollzogen, so wird die Psyche auf der neuen Ebene stabilisiert und harmonisiert. Somit wird auch die Neurodermitis positiv beeinflußt.

Wie bereits erwähnt, kann das Organ Haut in seiner symbolischen Bedeutung dem Ich gleichgesetzt werden. Die psychischen Funktionen des Ich sind vielfältig. Neben der Sicherung des Zusammenhalts der Person, der Identität und Kontinuität interessiert hier vorwiegend das Ich als Vermittler zwischen innen und außen und umgekehrt. Es ermöglicht die Bewältigung der äußeren, sozialen Realität aber auch die Entwicklung der innerpsychischen, individuellen Realität. Dabei ist die Sensibilität für die anderen, aber auch die Abgrenzung gegen andere Menschen grundlegend. Die Abgrenzung ermöglicht die Selbstzuwendung und die Sensibilität für uns selbst.

1. 5. Haut und Kommunikation

Die Haut verfügt über eine ursprüngliche Kommunikationsform, die nicht über Worte, sondern über das Erleben abläuft.

Über die Funktion und Bedeutung der Haut als Kontaktorgan kommen wir auch zu der Bedeutung der Haut im Sinne der non-verbalen (wortlosen) Kommunikation.

Auf der visuellen Ebene ist neben der Kleidung, der Gestik und Mimik die Haut ein Mittel der Präsentation und der non-verbalen Kommunikation. Sie vermittelt den anderen bestimmte Botschaften und Informationen über den Hautträger. Durch die Kleidung können gezielte Botschaften über sich selbst, was man ist oder sein möchte, mitgeteilt werden. Mit Schmuck und Bemalung können bestimmte Botschaften unterstrichen und andere verdeckt werden. So entsteht eine Symbol- oder Zeichensprache, die als Eindruckserwecker sehr wirksam sein kann. Kleidung verhüllt oder präsentiert, schwächt ab oder verstärkt. Im Gegensatz zur Kleidung hat die Haut den Charakter des Ursprungs, der Echtheit und der Intimität, weil sie nur begrenzt manipulierbar ist. Entsprechend werden gegenseitige körperliche Berührungen als Signal für Intimität interpretiert und erlebt. Je größer die Nähe und Vertrautheit zwischen zwei Menschen ist, um so selbstverständlicher, intimer und alle Körperteile umfassend ist der Hautkontakt. Diese körperliche Entblößung hat auch ihre Parallele auf der psychischen Ebene. Hier heißt es sich öffnen, preisgeben, also zum Eigentlichen, eventuell Unangenehmen und Peinlichen zu kommen. Sich verkleiden bedeutet nicht nur, Unerwünschtes zuzudecken, sondern auch, sich in neue Empfindungen, neue psychische Zustände zu begeben. Zum Beispiel belebt die Faschingsverkleidung jene Teile der Person, die sonst nicht zugelassen werden. Wenn man sich in einer bestimmten Kleidung besonders wohl fühlt, bedeutet es, diese paßt zu der Person, zu seiner psychischen Lage. Über sie findet der Träger sich selbst wieder, wird eins mit sich.

Entwicklungspsychologisch gesehen hat die Haut, insbesondere beim Säugling und Kleinkind, große Bedeutung. Da ihm die Sprache und in den ersten Monaten auch der Blickkontakt fehlt, seine Beweglichkeit begrenzt ist, wickelt sich die Kommunikation zwischen ihm und seinen Mitmenschen besonders intensiv auf der Ebene des Körperkontaktes ab. Diese ursprüngliche Beziehungsform ist stark auf den Austausch von Gefühlen ausgerichtet und wird als präverbale (vorsprachliche) Kommunikationsform bezeichnet. Die Berührungskommunikation ist nicht rational, sondern elementar und unmittelbar. Sie ist Erleben und Empfinden, ist also weit von Vernunft und Überlegungen entfernt. Es handelt sich um einen Austausch zwischen zwei Menschen auf der Ebene der Grundzustände und Grundgefühle des Lebendigen. Hierbei spielt, zumindest vom Baby aus, der visuelle Eindruck, das Aussehen des andern, noch keine Rolle. Der Fluß der Gefühle, die Körperwärme, der Schutz und die Geborgenheit sind zentral. Dem Baby werden über die nackte Haut, die Brust der Mutter, seine grundlegenden Bedürfnisse, wie das nach Nahrung, Liebe, Zuneigung, Wärme, Sicherheit und Verschmelzung, befriedigt. Das Streicheln und andere zärtliche Berührungen beruhigen das aufgeregte Baby, geben ihm Sicherheit, Geborgenheit und ein wohliges Empfinden seiner selbst. Je erfolgreicher die Befriedigung der Bedürfnisse des Säuglings ist, um so glücklicher, psychisch ausgeglichener und entwicklungsfähiger ist er. Es handelt sich um ganz elementare Erfahrungen, welche die Basis für das spätere psychische Befinden im Kindes- und Erwachsenenalter bilden. Die Berührung, ihre Häufigkeit und ihre Qualität, formt die spätere Begegnungs-, Kontakt- und Beziehungsfähigkeit.

Die Haut und die Kleidung als non-verbaler Ausdruck, der bei anderen Menschen Eindrücke auslöst (Präsentationsfunktion), ist erst im späteren Kindesalter und bei Erwachsenen von Bedeutung. Über die Art der Bekleidung, aber auch über die Pflege oder Nicht-Pflege und die Manipulation der Haut kann bewußt und gezielt eine Botschaft nach außen vermittelt und so eine bestimmte Wirkung erreicht werden. Dies ist besonders bei der erotischen Wirkung der Kombination von Kleidung und nackten Körperstellen gut bekannt. Hierbei sind also bereits absichtsvolle Überlegungen im Spiel, die einmal mehr auf Ausdruck seiner selbst, ein andermal mehr auf Beeinflussung der andern ausgerichtet sein können.

Das Bewußtsein über die Bedeutung der Präsentation seiner selbst im sozialen Leben, also über die äußere Wirkung von Kleidung, Körper und Haut gehört traditionell in die Domäne der Frauen. Es ist im zunehmenden Maß jedoch auch bei Männern feststellbar. Viele Frauen wissen sogar ganz genau, wie sie mit Kleidung und entsprechendem Verhalten ihre Nähe- und Distanz-Bedürfnisse steuern können. Das Bedürfnis, über die äußere Erscheinung eine besondere Wirkung zu erreichen, ist bei Menschen besonders dann ausgeprägt, wenn sie ihre erotische Ausstrahlung ausspielen wollen oder narzißtisch bedürftig nach Bewunderung sind. Das Bemühen, ein gutes äußeres Erscheinungsbild abzugeben, ist auch bei jenen Menschen zu finden, die stark an dem gängigen Schönheits- und Rollen-Ideal orientiert sind und daraus ihr Selbstwertgefühl schöpfen. Die ausdrückliche Orientierung an den gängigen Normen und Wertvorstellungen entfaltet den inneren Zwang, dem kollektiven Ideal entsprechen zu müssen. Die Folge ist die Vernachlässigung der Entfaltung der eigenen Individualität. Die Selbstdarstellung über die Kleidung muß nicht nur kollektive Ideale und Anpassung ans Kollektiv-Übliche zum Ausdruck bringen, sondern signalisiert oft Gruppenzugehörigkeit, Image oder aber auch individuelle Neigungen.

Die Bedeutung des Kontaktes, insbesondere der Berührung und damit der Haut sind für die zwischenmenschlichen Begegnungen offensichtlich sehr wichtig. Darauf weist die Tatsache hin, daß in den meisten Gesellschaften Kontaktaufnahme und Berührung genormt und ritualisiert wurden. In Europa ist die öffentliche Berührung auf den Händedruck reduziert worden. Sie wird neuerdings jedoch bei etwas näheren Beziehungsformen um Wangenküsse und Umarmungen erweitert. Die Ritualisierung und damit die Eingrenzung der Berührungen und Körperkontakte hat mehrere Hintergründe. Erstens handelt es sich um eine erotische Komponente. In diesem Zusammenhang dient die Ritualisierung der Bremsung der polygam-sexuellen Neigung der Menschen. Die Bremsung muß nicht nur als Frustration erlebt, sondern kann auch zur Reflexion und Kultivierung der erotischen Impulse eingesetzt werden. Zweitens schlägt sich in der Ritualisierung der entwicklungsgeschichtliche Trend unserer Kultur der letzten zwei Jahrhunderte nieder, der die Überbetonung des Rationalen und die daraus resultierende Gefühls- und Körperempfindungsarmut hervorbrachte. Drittens ist die Ritualisierung ein Mittel zur Stabilisierung der sozialen und gesellschaftlichen Ordnung, beziehungsweise ein Mittel der Machtausübung. Viertens bietet sie die Möglichkeit an, Kontakt- und Begegnungsängste zu minimieren oder abzubauen.

Im Bereiche der Erotik hat die Haut vielfältige Funktionen. Sie präsentiert den Menschen als sexuelles Wesen und sendet auf der visuellen Ebene erotische Signale zu den anderen. Sie ermöglicht aber auch das erotische Selbstempfinden beim Hautträger selbst. Weiter werden durch Berührungen die erotischen Empfindungen stimuliert oder verstärkt. Durch den Berührungsaustausch wird neben den erotisch-sexuellen Regungen auch das Liebesgefühl intensiviert. Es entsteht eine Wechselwirkung zwischen Sexualität und Liebe und somit die Intensivierung der erotische Energie. Diese Intensivierung, die psychoenergetische Aufladung, ermöglicht ein tiefergehendes und befriedigendes erotisches Erleben. Dieses Erleben oder der Berührungsaustausch ist um so intensiver, je besser die Körperempfindung und das Körperbewußtsein entfaltet ist. Die Haut und die Berührung hat auch bei asexuellen Kontakten eine wesentliche Funktion. Über sie kann Zärtlichkeit, Nähe und Liebe ausgedrückt und als Eigenerleben auch intensiviert und gepflegt werden.

Einerseits ist die Hautberührung ein Ausdruck der Intimität, andererseits kann über das Üben der Berührung Vertrautheit aufgebaut oder verbessert werden. Zu diesem Zweck gibt es innerhalb der Paarpsychotherapie zum Beispiel gegenseitige Partner-Massagen, welche durch den direkten körperlichen Kontakt den psychischen Kontakt verbessern. So kann mehr Aufmerksamkeit und mehr Hingabe für den anderen entstehen. Zugleich kann Offenheit für einander angeregt und das Geben und Nehmen ins Gleichgewicht gebracht werden.

Eine besondere Bedeutung bei der non-verbalen Kommunikation haben die Augen. Wir könnte sie als einen besonders differenzierten Sonderfall der Haut betrachten. Sie besitzen die Fähigkeit, nicht nur Informationen aufzunehmen, sondern die verschiedensten psychischen Zustände, insbesondere die emotionalen, differenzierter und direkter als die Haut auszudrücken. Der Ausdruck reicht von Zuständen der Angst, über Ärger, Wut und Macht bis zur Freude, Begeisterung und sexuellen Erregung. Die Augen sind ein ganz wichtiges Kontaktorgan.

2. Sensibilität

Überhöhte Sensibilität führt zur Ich-Schwäche, Unsicherheit und mangelhaftem Umgang mit Nähe und Distanz

Die Handhabung von Nähe und Distanz ist von zentraler Bedeutung im zwischenmenschlichen Kontakt. Auf der körperlichen Ebene ist es die Haut, welche durch Berührung Nähe schafft, aber auch stets die Grenze unserer körperlichen Person und so die Distanzmöglichkeit darstellt. Die Haut schafft also Grenzen, aber überwindet sie auch. Das gleiche bewirken wir rein psychisch. Es geschieht mittels den im Kapitel 1.3. beschriebenen psychischen Funktionen Abgrenzung, Ausdruck, Aufnahme und Präsentation. Wir schaffen Nähe oder Distanz.

Der Umgang mit Grenzen, mit Nähe und Distanz, ist etwas, das nicht in der Schule gelernt wird, aber im Leben ebenso wichtig ist wie Lesen und Rechnen. Viele Menschen verfügen nicht über die flexible Handhabung von Nähe und Distanz. Sie können nicht je nach Situation Nähe oder Distanz erzeugen, sondern sind in einseitigen Reaktionen unbewußt verhaftet. Die einen sind immer auf sich bedacht, zu distanziert, und es berührt sie nichts. Die anderen sind einfühlsam, immer offen für andere, alles geht ihnen unter die Haut, und sie vernachlässigen sich selbst. Dritte suchen zuviel Nähe und überfordern die Nahestehenden.

Bei Menschen der ersten Gruppe herrscht eine zu starke Abgrenzung vor. Sie dient als übertriebener Schutz gegen Einwirkungen von außen. Sie beruht oft auf der Angst, beeinflußt, kritisiert oder verletzt zu werden. Sie ist eine schützende Abwehr, die nach außen und nach innen undurchlässig macht. Es wird also weder die Einwirkung auf sich zugelassen, noch Einfühlung in den andern möglich. Hier wird ein scheinbar starkes Ich nach außen zum Ausdruck gebracht, um die narzißtische Unsicherheit auszugleichen.

Anders sieht es bei der zweiten Gruppe aus, bei den sensibel-unsicheren Menschen. Ihnen fehlt die Abgrenzung, sie sind zu durchlässig: «Die Umwelt drängt zu stark in den Sensiblen hinein.» Sie sind zu schwach, um die Umwelt draußen zu behalten. Der Sensible zieht keine deutliche Linie zwischen Ich und Umwelt. Seine Ich-Schwäche und Unsicherheit ist sichtbar, sie wird nicht durch scheinbare Stärke kompensiert. Die Unsicherheit und Scheu führt bisweilen zur unnahbaren Distanziertheit oder zu Rückzug. Diese übermäßigen Distanzformen haben die Funktion des Selbstschutzes. Sie sind ein Ersatz für echte Abgrenzung und Ich-Stärke. Die unverhältnismäßige Distanz hilft dem Sensiblen, den Einfluß durch andere zu vermeiden. So wird der totale Verlust der schwachen Standhaftigkeit vermieden und eine gewisse Eigenständigkeit beibehalten. Die eigentliche Lösung der Problematik ist jedoch der Aufbau von Ich-Stärke, Selbstsicherheit, Identität und Individualität.

Erfahrungen zeigen, daß insbesondere jene Neurodermitiker beiderlei Geschlechts, die zu sensibel und unsicher sind, psychotherapeutische Hilfe aufsuchen. Sie haben Probleme mit der Abgrenzung. Sie können weder sich selbst abgrenzen, noch den anderen Grenzen setzen. Bezüglich Tun und Leisten für andere können Sensible sich oft auch selbst nicht abgrenzen. Sie beachten dabei ihre Belastungsgrenzen nicht und schützen sich nicht durch Beschränkung ihrer Aktivitäten. Sie können jedoch auch nicht der Einwirkung der anderen entgegenwirken. Im Volksmund wird Sensibilität sinnbildlich als «dünne Haut» bezeichnet. Der Sensible ist jener, «dem viel unter die Haut geht».

2. 1. Sensibilität und Grobheit

Die Sensibilität beruht auf der Liebesenergie, die Grobheit auf der archaisch-aggressiven Energie. Beide können in konstruktiver oder destruktiver Form gelebt werden.

Wir können die Sensibilität besser verstehen, wenn wir auch ihr Gegenstück, die Grobheit, genauer erkennen. Sensibilität und Grobheit hängen eng mit den archetypischen Grundkräften der Psyche, nämlich mit Liebe und Aggression zusammen.

Die psychische Grundenergie der Sensibilität ist die Liebe. Also jene Kraft, welche auf Vereinigung aus ist und welche Annäherung, Verbindung, Beziehung, Harmonie, Nähe oder Verschmelzung schafft und keine Unterschiede kennt. In positiver und gereifter Form äußert sich Sensibilität auf der Kontaktebene als Subtilität, Einfühlung, Toleranz, Respekt, Selbstlosigkeit, Gerechtigkeit. Auf der Ebene der eigenen Person führt sie zur Relativierung des Ego und zur Annäherung an das tiefere Selbst und so an den tieferen Lebenssinn. In negativer und unreifer Form bedeutet Sensibilität Ich-Schwäche, Unsicherheit, Naivität, Selbstmißachtung, Selbstverneinung, Selbstverausgabung, Konfliktscheue, Wehrlosigkeit, Durchsetzungsschwäche, Realitätsferne.

Die Grobheit beruht auf dem sogenannt Primitiven oder Archaischen im Menschen. Die archaischen Kräfte sind die starken emotionalen Regungen wie Wut, Zorn, Haß, Ärger, Abscheu. Sie äußern sich auch als aggressive und kämpferische Impulse: das Raue, Brutale, Egoistische. Grobheit ist eng verbunden mit Selbsterhaltung und Überlebenskampf und ist die psychische Grundenergie der Ich-Stärke und der Abgrenzung. Lernen wir die an sich archaische und auf Überlebenskampf gerichtete Energie anzunehmen, bewußt zu machen und zu kultivieren, dann offenbart sie sich in ihrer positiven und gereiften Form, nämlich als Selbstachtung, Selbstzuwendung, Selbstbehauptung, Würde, Direktheit, Klarheit, Kampfbereitschaft, Wehrkraft, Mut zur Auseinandersetzung und zur Konfliktaustragung. So wird sie zum Aufbau der gesunden Ich-Stärke und der Abgrenzungsfähigkeit eingesetzt. Die Aggressionsenergie, zur Stärke und Standhaftigkeit gewandelt, sichert die Autonomie der Person und über die Abgrenzungsfähigkeit die Identität, Individualität und Selbstverwirklichung. Wir können von einer gutartigen und weisen Aggression sprechen, welche die Integrität der Person sichert und Bedrohung abwehren oder vermeiden kann. Die archaisch-aggressiven Kräfte äußern sich in negativer und unreifer Form als destruktiver Egoismus, Rücksichtslosigkeit, Manipulation, Ausbeutung, Machtmißbrauch, Überheblichkeit, Selbstsucht und Selbstherrlichkeit oder als das Ordinäre und Vulgäre. Die archaische Grobheit trennt, schafft Distanz oder erzeugt eine negative Bezogenheit.

Die Sensibilität ist jene psychische Kraft, die nach außen, in die Umwelt fließt. Sie schafft so Verbindung zu Menschen, Natur und Dingen der Umwelt. Je nach dem, zu welchen Inhalten der Umwelt sich die Sensibilität zuwendet, können wir die folgenden vier Sensibilitätsformen unterscheiden.

A. Personenorientierte Sensibilität
Diese ist durch die Fähigkeit, sich in andere zu versetzen und einzufühlen gekennzeichnet. Das heißt, sich auf den psychischen Zustand des andern einlassen, ihn genau wahrnehmen und fühlen können. Man ist also für Bedürfnisse, Meinungen, Probleme und Stimmungen der anderen empfänglich. Je intensiver man in der Situation der sensiblen Einfühlung auf den anderen konzentriert ist, um so schwächer werden die eigenen Bedürfnisse, Belastungen und Grenzen wahrgenommen, und um so schwächer ist die schützende Abgrenzung. Das bedeutet, daß das eigene Ich zu schwach ausgebildet ist, und das fremde Ich, das Du, wird überbetont.

B. Tätigkeitsorientierte Sensibilität
Diese betont stark Aufgaben, Tätigkeiten und Dinge des Lebens. Auch hier wird das Ich vernachlässigt und viel Zeit und Energie ausserhalb des eigenen Selbst in die dingliche Welt investiert. Bei zu starker Ausprägung äußert sich diese Aufgabenzentrierung im selbstüberfordernden Pflichtgefühl, Ehrgeiz, Überfleiß, Aktivismus und Perfektionismus.

C. Klimatische Sensibilität
Diese meint die ausgeprägte Wetterfühligkeit. Es werden Veränderungen des Wetters, Klimas, der Jahreszeiten, Mondphasen deutlich empfunden. Diese Veränderungen haben starke Auswirkungen auf der Ebene der Psyche und des Körpers zur Folge, und sie werden bewußt erkannt.

D. Parapsychologische Sensibilität
Hierbei werden ohne Beteiligung der Sinne Informationen aufgenommen und bewußt erkannt. Die parapsychologische Sensibilität manifestiert sich zum Beispiel als telepathische Wahrnehmungen, intuitive Vorahnungen, prospektive (die Zukunft vorwegnehmende) Träume und als Interesse an esoterischen Disziplinen.

In diesem Buch werden wir uns nur mit der personenorientierten und der tätigkeitsorientierten Sensibilität befassen. Ist die sensible Haltung stark oder zu stark ausgeprägt, führt sie zu Störungen des psychischen Gleichgewichts. Die Folgen sind sowohl bei der personenorientierten als auch bei der aufgabenorientierten Sensibilität Streß, Überforderung, Erschöpfung und erschwerte Regeneration. Es entstehen also Störungen des vegetativen Nervensystems und Neurodermitisschübe. Es handelt sich um eine Selbstvernachlässigung, die sich bisweilen bis zur Selbstschädigung steigert. Die Steigerung kann bis zu totaler Verausgabung und zum Raubbau an Körper und Psyche führen.

2. 1. 1. Die sensiblen Eigenschaften

Die personenorientierte Sensibilität zeigt sich vor allem als psychisches Befinden während Kontakten mit anderen Menschen. Die folgenden Eigenschaften verdeutlichen, wie sich die psychische Situation des Sensiblen in sozialen Kontakten gestaltet.

❒ ***Beeinflußbarkeit***
Der Sensible versetzt sich in Kontaktsituationen automatisch und unbewußt in sein Gegenüber hinein. Er nimmt sehr intensiv die Zustände und Äußerungen des anderen auf. Je intensiver und je länger er die äußeren Reize, die fremden Inhalte aufnimmt, um so stärker bestimmen diese sein inneres Befinden. Das kann bis zur Übernahme und Verinnerlichung von Problemen des Anderen gehen, obwohl diese Probleme mit dem Sensiblen selbst nichts zu tun haben. Er ist also sehr beeindruckbar und beeinflußbar. Er kann nicht sein eigenes, vor dem Kontakt vorhanden gewesenes Befinden festhalten und nach außen zum Ausdruck bringen. Er kann nicht oder nur ungenügend auf andere einwirken und ihnen sein Ich entgegensetzen.

❒ *Anpassung*

Der Sensible betrachtet und erlebt Situationen und Ereignisse mehr aus der Sicht des anderen als aus der eigenen. Er hat das Gefühl, sich anpassen zu müssen, den Erwartungen der anderen entsprechen und es allen recht machen zu müssen. Dementsprechend sieht auch sein tägliches Verhalten in sozialen Situationen aus. Er verspürt seine eigenen Bedürfnisse nicht oder mißachtet sie. Er gibt mehr, als er bekommt. Er tut so, als ob er kein Ego und keine Bedürfnisse hätte. Durch diese Unstimmigkeit gerät der Sensible in eine Spannung. Er wird innerlich zwischen den nicht beachteten eigenen Bedürfnissen und den überbeachteten Bedürfnissen der anderen zermürbt. Die Anpassung geht zu weit, wenn sie Unzufriedenheit und aggressive Regungen nach sich zieht.

❒ *Mittelpunktangst*

Nicht nur in Zweierkontakten, auch in Gruppensituationen nimmt der Sensible empfindsam die Atmosphäre der Umwelt auf. Er spürt zumeist auch die nur latent vorhandenen Stimmungslagen. Er ist in sozialen Situationen unbewußt stark nach außen orientiert und verliert seine Mitte. Er kann nicht sich selbst bleiben. Er hat Angst, exponiert zu sein, im Mittelpunkt der Aufmerksamkeit oder der Gruppe zu sein. Er bleibt still oder verhält sich passiv, reagiert nur und paßt sich an. In der Regel nimmt seine Angst zu, je größer die Gruppe ist und je unbekannter ihm die einzelnen Mitglieder sind. Er kann sich nicht vor den anderen exponieren, sich selbst darstellen oder behaupten und kann nicht auf die anderen einwirken.

❒ *Rückzug*

Weil es für den Sensiblen schwierig ist, in sozialen Situationen zu bestehen, ist seine Neigung, sich zurückzuziehen ausgeprägt. Der Rückzug hat die Funktion des Schutzes vor drohendem Selbstverlust. Der Rückzug bewahrt Distanz zum Gegenüber und ersetzt so die fehlende Abgrenzungsfähigkeit. Ist der Sensible allein, kann er sich besser spüren, bei sich selbst sein. In Kontakten verliert er sich und fühlt sich zu stark ins Du ein. Ist er allein und in seinen vertrauten Räumen, bleibt er auch psychisch bei sich selbst. Bei sich selbst sein bedeutet für ihn, Kontakt mit eigenen Emotionen, tieferen Überzeugungen und Neigungen wie Weltanschauung, Religiosität zu sein. Dies gelingt ihm auch im Beisein von vertrauten, nicht-dominanten Personen. In diesen Situationen ist sein Ich ganz oder zumindest einigermaßen deutlich.

❒ ***Ausgeprägte Ethik***

Der Sensible besitzt eine hohe oder zu hohe Ethik. Dazu gehören auch seine Gutmütigkeit und Gutgläubigkeit. Der Sensible achtet den andern mehr als sich selbst. Er achtet ihn so sehr, daß er darauf verzichtet, auf ihn Einfluß auszuüben. Es ist also nicht nur der Umstand, daß er es nicht kann, er will andere auch nicht beeinflussen. Er will bewußt anderen volle persönliche Freiheit zugestehen und ihre Würde nicht antasten. In diesem Fall hat er die bewußte Einstellung, er habe kein Recht, auf die anderen einzuwirken. Insbesondere die stärkeren Formen der Beeinflussung wie Manipulation, Zwingen oder Gewalt sind ihm ganz suspekt. Er befürchtet zu schnell, er könnte den anderen mit seiner Äußerung verletzen. So hemmt der Sensible seine Spontaneität. Er will für den andern nur das Gute, hat einen hervorstechenden Gerechtigkeitssinn und achtet die andere Person und ihre Individualität. Er kann seinen Übeltätern schnell und immer wieder verzeihen.

Der Sensible selbst läßt sich jedoch leicht beeinflussen oder fremdbestimmen. Er beansprucht für sich nicht das, was er dem andern zugesteht. Er fühlt sich zu schnell egoistisch. Weil sein Ego kaum entfaltet ist, erlebt er das gesunde Ego bereits als das destruktive Ego. (Diese Begriffe werden im Kapitel 3.1. erklärt). Ist die ethische Haltung zu ausgeprägt und wird die Sensibilität negativ als Ich-Schwäche gelebt, so geht die hohe Achtung für den anderen auf Kosten der Gesundheit des Sensiblen. Seine hohe Ethik steigert sich bisweilen zu einer idealistischen Haltung. Macht er die Erfahrung, mit ihr in der Realität nicht zu bestehen, gerät er ins Grübeln und Zweifeln.

❒ ***Gerechtigkeitssinn***

Der Sensible ist im Umgang mit anderen Menschen freundlich, einfühlsam und hilfsbereit. Er selbst hat kaum Zugang zur Grobheit, und wenn er enttäuschende Erfahrungen mit anderen Menschen macht, versteht er nicht, weshalb sie so böse, manipulativ, hinterhältig, ausnützerisch, herrschsüchtig oder betrügerisch sein können. Die hohe ethische Neigung und die sensible Fähigkeit läßt ihn die negativen menschlichen Eigenschaften und Ungerechtigkeiten in der Welt deutlich aufnehmen, aber kaum akzeptieren. Er leidet darunter und er wünscht eine andere Welt, einen anderen Umgang unter Menschen und auch mit der Natur. Bei Ungerechtigkeiten ist er besonders dann bereit zu kämpfen, wenn er sich für andere ungerecht Behandelte einsetzen kann. Die sensible Fähigkeit läßt ihn auch spüren, daß die heute immer noch vorherrschende mechanistisch-materialistische Auffassung des Lebens nur einen Teil der Wirklichkeit erfaßt. Er besitzt einen leichteren Zugang zu der nicht-materiellen Ebene des Lebens als jene Menschen, die vor allem im Sinne der Grobheit psychisch strukturiert sind. Deswegen ist er auch jenen Therapieansätzen wie Homöopathie, Naturheilkunde, Psychotherapie und Yoga gegenüber offen. Diese sprechen die sensibel-energetische Ebene an.

❐ *Aggressionsangst*

Die hohe Ethik wertet die groben Eigenschaften ab oder verneint sie gänzlich. Diese Einstellung und die wohlwollende Ausrichtung zum andern verhindert den Zugang zur eigenen Grobheit, zu den eigenen archaischen Affekten. Damit bleiben diese Kräfte unbewußt, und das Unbekannte erzeugt Angst. Es besteht also Angst vor den eigenen, aber auch vor den fremden Aggressionen. Zugleich wird so die Gefährlichkeit der archaisch-aggressiven Kräfte überbewertet, sie erscheinen als zu bedrohlich und schwer formbar.

Die Abwertung des Groben und der schlechte Zugang zu dem eigenen aggressiven Potential bewirkt seine Verdrängung. Der Sensible verfällt so dem Empfinden, er habe kaum aggressive Regungen. Sie bleiben unbewußt oder halbbewußt und werden in andere projiziert. Dadurch werden vor allem jene Menschen, die selbstsicherer auftreten, als unrealistisch stark oder sogar gefährlich erlebt. Der fehlende Kontakt zu eigenen Aggressionen verunmöglicht ihren Ausdruck und damit auch ihre Kultivierung zur Abgrenzung und Durchsetzung. Somit bleibt dem Sensiblen eine wichtige Kraftquelle versiegelt, die er nützen könnte, um im Leben besser zu bestehen, um auf andere einzuwirken und ihnen Grenzen zu setzen. Statt dessen werden die Affekte zumeist angestaut, und so erzeugen sie vegetative Unruhe und erhöhen die Sensibilität. Dadurch wird noch stärker und sensibler auf andere geachtet. Es wird zum Beispiel die Gestik des andern genauer auf Bedrohlichkeit hin beobachtet.

❐ *Harmoniebedürfnis*

Sind die eigenen aggressiven Kräfte verdrängt und werden sie in ihrer Gefährlichkeit überbewertet, bleiben sie fremd und bedrohlich. Dabei werden auch diejenigen aggressiven Spannungen, die mit einem selbst nichts zu tun haben, beispielsweise Konflikte Dritter, als unangenehm oder bedrohlich erlebt. Der Sensible nimmt sie sehr deutlich auf und spürt sie als körperliches Unbehagen. Er kann die ihm zu wenig vertrauten energetischen Spannungen, die bei angeregten Aggressionen entstehen, nicht gut aushalten. Sie dringen zu stark in ihn hinein. Sein erhöhtes Harmoniebedürfnis will diese Empfindungen, aber auch die Konfrontation mit den eigenen verdrängten aggressiven Energien, vermeiden. Der Sensible vermeidet damit auch das Angehen und Austragen von Konflikten, die zwischen ihm und seiner Umwelt entstehen. Er verdrängt die Konflikte oder stimmt dem anderen zu schnell zu. Im Extremfall wird jede, auch die milde Form von Auseinandersetzung vermieden. Ebenso neigt er dazu, bei Konflikten Dritter zu schlichten, zu harmonisieren. Beim Abbau dieser Konfliktscheu muß zunächst gelernt werden, die eigenen archaischen Impulse anzunehmen und auszudrücken.

❒ ***Wehrschwäche***
Der Sensible kann keine eigene Stärke, keine Gegenkraft gegen die Wünsche, Forderungen oder Angriffe anderer einsetzen. Er kann nicht genügend Kraft in sich zentrieren und aktivieren, um sich deutlich zu wehren, abzugrenzen, durchzusetzen. So bleibt ihm nichts anderes übrig, als sich von den anderen beeinflussen und bestimmen zu lassen oder sich zurückzuziehen. Er läßt sich zu stark durch die andern leben oder gar vereinnahmen. Er kann nicht sich selbst finden, um aus sich selbst zu leben und sein eigenes individuelles Leben zu entfalten. Im Laufe der Zeit drängt das Entfremdungsgefühl zum Bewußtsein. Nimmt er dieses Gefühl nicht ernst, setzt es sich immer mehr als Frustrationen, Spannungen, Unruhe und Krankheitsschübe um.

Die Sensibilität ist nichts statisches. Sie ist also nicht als etwas absolut festes, genau abgegrenztes beschreibbar. In der Realität kommt sie in verschiedenen individuellen Ausprägungen zum Vorschein. Sie kann als introvertierte Sensibilität, also in Kombination mit Kontaktscheu auftreten. Sie kann sich jedoch auch als extravertierte Sensibilität, als unsichere und überangepasste Kontaktfreudigkeit manifestieren.

Die extravertierte Form war beispielsweise bei einer 25jährigen Neurodermitikerin sehr ausgeprägt. Sie war sehr kontaktfreudig, gesprächig und offen, erzählte gern sofort ihre Erlebnisse oder ihren Lebenslauf. Ihre Mitteilsamkeit und Kontaktfreudigkeit ließ sie nach einem Gruppenanschluß suchen. Sie konnte kaum allein sein. Ihr Kontakt war somit auch ein Vermeidungsverhalten. In der Gruppe war sie jedoch vor allem Mitläuferin und Anpasserin. Aufgrund ihrer sensiblen Unsicherheit konnte sie nicht sich selbst sein. Sie konnte sich weder wehren noch durchsetzen. Sie hatte Angst, die andern zu verletzen und in Mißkredit zu fallen. Sie mußte lernen, allein zu sein und sich in sich zu zentrieren und zu stärken. Über Entspannungs-, Verhaltens- und Atemübungen gelang ihr der Einstieg in den Aufbau ihres Ich.

2. 1. 2. Der Sensible ist kein Narzißt

Die hier gemeinte Sensibilität ist von der narzißtischen Überempfindlichkeit zu unterscheiden. Der Narzißt verfügt über ein schwaches Selbstwertgefühl, und dies macht ihn überempfindlich auf Kritik und negative Bewertungen. Seine Empfindlichkeit ist vor allem auf sich selbst bezogen. Sie zeichnet sich durch übermäßige Kränkbarkeit aus. Er lechzt nach ausgeprägter Zuwendung, Anerkennung und Bewunderung. Da er sie von außen nicht oder nicht in dem Ausmaß seines Verlangens erhält, muß er auffallen, sein Ich und seine Größe in den Vordergrund stellen. Er gleicht aus, indem er sein schwaches Ich als großartiges Ich darzustellen versucht, was sein Einfühlungsvermögen verringert und sein Streben nach Macht und Dominanz anregt. Er neigt dazu, sich mit den eigenen Fähigkeiten innerlich und auch im äußeren Verhalten über die anderen zu stellen, die anderen als gering zu schätzen, sie abzuwerten. Der Narzißt haftet stark an seinem Ich und erwartet, daß die anderen gleich sein und gleich empfinden müßten wie er. Die durch Kränkungen angeregte Wut drückt er aus oder setzt sie als Machtkampf und Ehrgeiz um. Die narzißtische Wut treibt ihn zu überheblichem Gehabe, das ihm selbst und den anderen starkes Ich und hohen Selbstwert vortäuschen will. Die hohe Kränkbarkeit zeugt jedoch vom Gegenteil. Sein Liebes- und Anerkennungshunger zwingt ihn dazu, mehr zu nehmen als zu geben. Er braucht Menschen um sich, die ihn bewundern oder ihm Zuneigung geben. Er hat jedoch das Gefühl, immer zu wenig an Zuwendung und Bewunderung zu bekommen.

Obwohl sowohl der Narzißt als auch der Sensible viel leisten, haben sie dazu unterschiedliche Antriebsgründe. Der Narzißt leistet viel, um seine Großartigkeit darzustellen und sich selbst zu beweisen. Der Sensible leistet viel, bis zur Überforderung, nicht aus narzißtischem Ehrgeiz, sondern aus seiner Güte und Ich-Schwäche heraus. Er will anderen Gutes tun und keine Disharmonien erzeugen. Weil er sich nicht abgrenzen und durchsetzen kann, befürchtet er Sanktionen der Stärkeren. Dazu achtet er den andern hoch und will ihn weder verletzen noch belasten. So nimmt er lieber Unannehmlichkeiten auf sich. Sogar auch dann, wenn er damit überlastet ist und seine Gesundheit offensichtlich geschädigt wird. Er ist zu rücksichtsvoll, zu zurückhaltend, zu vorsichtig, zu anständig, zu gehemmt.

Ebenso wie der Sensible kann sich der Narzißt nicht gut abgrenzen, und zwar deswegen nicht, weil er auf die Bewunderung und Zuwendung durch die anderen Menschen angewiesen ist. Oft zieht er jedoch unbewußt das Gegenstück, die Abwertung an. Der Sensible kann sich nicht abgrenzen, weil er ich-schwach ist, die Abgrenzungsenergie nicht aufbringt oder nicht ins äußere Verhalten umsetzen kann.

In einzelnen Individuen kann sich die Sensibilität mit Narzißmus kombinieren.

Die Entstehung der narzißtischen Störung wird der fehlenden liebevollen Zuwendung im Säuglingsalter zugeschrieben. Die Gründe der erhöhten Sensibilität können hingegen mehrere sein. Angeborene charakterliche Strukturen, Erziehungseinflüße, traumatische Erlebnisse und ausgebliebene Lernprozeße wie fehlende Entfaltung von Autonomie, Ich-Identität und Individualität in der Jugend und im frühen Erwachsenenalter. Meistens ergänzen sich mehrere Gründe.

2. 1. 3. Sensibilität und kultivierte Grobheit

Im Gegensatz zum Narzißmus ist Sensibilität an sich eine guter psychischer Zug mit sozial erwünschten Eigenschaften. Ist jedoch ihr Gegenstück, die Grobheit und Abgrenzung, nicht entwickelt, so neigt sie dazu, in krankmachende Übersensibilität auszuarten. Die Grobheit als Gegenstück zur Sensibilität ist schlußendlich in ihrer kultivierten Form gefragt. Die kultivierte Grobheit äußert sich als Ich-Stärke. Ihre einzelnen Eigenschaften werden in der nachfolgenden Gegenüberstellung dargestellt.
Vergleich von sensiblen Eigenschaften und den Eigenschaften der kultivierten Grobheit bei der personenorientierten Sensibilität:

Sensibilität:

- Rücksichtnahme
- Einfühlen
- Mitfühlen
- Mitleid
- Anpassung
- Nachgiebigkeit
- Harmonieneigung
- Gutmütigkeit
- Hilfsbereitschaft
- Gerechtigkeitssinn
- Verzicht
- Selbstaufgabe
- Nähe

Kultivierte Grobheit:

- Einwirkung/ Einfluß
- Abgrenzung/ Verneinung
- Selbstausdruck
- Selbstdarstellung
- Selbstbehauptung
- Wehrkraft/ Mut
- Konfliktfreudigkeit
- Kampfbereitschaft
- Individualität
- Realitätsnähe
- Würde
- Wichtigkeit
- Distanz

Sind nur die sensiblen Eigenschaften entwickelt, so steht ihr Gegenstück, die kultivierte Grobheit, nicht zur Verfügung. Es kann nicht flexibel, je nach Situation, die eine oder die andere Seite eingesetzt werden. Die Einseitigkeit äußert sich im Laufe der Zeit als psychische Störung. Diese geht einher mit Unruhe, Sreßanfälligkeit, psychischem und körperlichem Ungleichgewicht und Krankheitsschüben. Ebenso führt die andere Einseitigkeit, das unreflektierte Ausleben der Grobheit, zu psychischen Störungen und sozialen Problemen. Sensibilität und Grobheit sind zwei Gegensätze, die im realen Leben in Wechselwirkung stehen und sich ergänzen. Sie bilden eine lebendige Ganzheit.

2. 1. 4. Sensibilitätstest

Vielleicht haben Sie bereits über den bisherigen Text eine Einsicht gewonnen und merken, ob Ihre Sensibilität zu stark ausgeprägt ist oder/und in der unreifen Form gelebt wird. Die nachfolgenden Reflexionsfragen werden Ihnen helfen, eine noch genauere Selbstbeurteilung vorzunehmen.

Bei der Beantwortung der nachfolgenden Fragen kann die Antwort auf die gleiche Frage, abhängig von der Situation oder Person, an die Sie gerade denken, verschieden ausfallen. Machen Sie sich also bewußt, ob Sie in allen, vielen oder nur bestimmten Situationen und zwischenmenschlichen Kontakten so oder so reagieren. Oft ist das Verhalten bei Nahestehenden und Bekannten anders als bei Fremden. Schauen Sie auch, wie ihr Verhalten bei Autoritäten ausfällt.

1. Wie stark steigen Sie in die Probleme, Denkweisen, Gefühle und Belastungen der anderen ein?

1 2 3 4 5
o----------o----------o----------o----------o

1= Ich verstehe üblicherweise nicht, was der andere ausdrücken will, wie er denkt, was ihn bewegt. Ich bin zugleich mehr mit meinen eigenen Gedanken und Regungen beschäftigt. Ich bin gar nicht daran interessiert, was der andere wirklich mitteilen will.

3= Ich kann mich gut einfühlen, trenne aber trotzdem zwischen dem andern und mir. Meine Aufmerksamkeit bewegt sich zwischen mir und dem andern: fühle mich ein, verliere mich nicht.

5= Ich verliere mich selbst ganz, kann mich nicht entziehen, bin voll in der Welt des andern und spüre weder meine Einstellungen, Meinungen noch Bedürfnisse.

2. Wie deutlich spüren Sie unausgesprochene Wünsche und Erwartungen der andern an Sie?

gar nicht	schwach	einiger-maßen	deutlich	stark

o----------o----------*----------o----------o

3. Wie stark ist bei Ihnen das (Pflicht-)Gefühl ausgeprägt, dem andern zu helfen?

gar nicht	schwach	einiger-maßen	deutlich	stark

o----------o----------*----------o----------o

4. Wie stark ist bei Ihnen der Mut zur (ernsthaften, kämpferischen, bitter-aggressiven) verbalen Auseinandersetzung bei Konflikten?
[Wagen Sie es? Weichen Sie lieber aus?]

stark	deutlich	einiger-maßen	schwach	gar nicht

o----------o----------*----------o----------o

5. Wie ist Ihre häufigste Haltung, wenn Sie in eine Gruppe treten. Lassen Sie sich von der darin herrschenden Stimmung beeinflussen oder vereinnahmen?

1	2	3	4	5

o----------o----------o----------o----------o

1= Ich lasse mich gar nicht beeinflussen, behalte meine Stimmung voll, beeinflusse die andern in meinem Sinne oder verlasse die Gruppe.
3= Ich spüre die fremde Stimmung und unterscheide sie von meiner, versuche manchmal, meine Stimmung durchzusetzen, manchmal unterliege ich der Gruppenstimmung.
5= Ich lasse mich voll beeinflussen, mitreißen, reinziehen, so daß ich bald die gleiche Stimmung empfinde.

6. Wie wichtig ist für Sie üblicherweise die Beurteilung Ihrer Person durch die andern?

```
1          2          3          4          5
o----------o----------o----------o----------o
```

1= Gar nicht, ich stelle jede Bewertung in Frage, nehme sie nicht an.
3= Höre die fremde Beurteilung an und schaue, ob sie mit meiner übereinstimmt.
5= Sehr wichtig, ich übernehme sie voll und sofort, ohne nachzudenken.

7. Wie ausgeprägt ist ihr Bedürfnis nach Harmonie?

```
                       einiger-
gar nicht   schwach    maßen     deutlich   stark
o----------o----------*----------o----------o
```

8. Wie gut können Sie das Leiden der anderen ertragen?

```
1          2          3          4          5
o----------o----------o----------o----------o
```

1= Sehr gut, problemlos, berührt mich nicht besonders.
3= Es berührt mich, ich leide mit, kann mich jedoch bald distanzieren.
5= Gar nicht, ich leide noch mehr als die Betroffenen, anstelle des andern möchte ich lieber selbst betroffen sein.

9. Wie gern beeinflussen Sie die anderen?

1 2 3 4 5
o----------o----------o----------o----------o

1= Sehr gern, versuche es immer.
3= Manchmal tue oder versuche ich es, besonders dann, wenn ich mit schwächeren Menschen zu tun habe.
5= Gar nicht, es kommt mir gar nicht in den Sinn, wenn es andere bei mir anregen, vermeide ich es.

10. Wie gern möchten Sie die anderen manipulieren (oder intrigieren), das heißt, gezielt zu eigenen Zwecken gebrauchen, also sie beeinflussen, überreden, bearbeiten, einwickeln? Tun Sie es auch?

1 2 3 4 5
o----------o----------o----------o----------o

1= Sehr gern, versuche es immer.
3= Manchmal tue oder versuche ich es, insbesondere wenn ich mit schwächeren Menschen zu tun habe.
5= Gar nicht, es kommt mir gar nicht in den Sinn, wenn es andere bei mir anzuregen versuchen, verneine ich es.

11. Wie gut können Sie sich beim Empfinden von Ungerechtigkeiten oder bei Angriffen, die Ihnen zustoßen, wehren?

1 2 3 4 5
o----------o----------o----------o----------o

1= Ganz gut (tuc cs immer).
3= Versuche es ab und zu, je nach Stärke des Angreifers.
5= Gar nicht (habe Angst, ist zu schwierig).

12. Wie gut können Sie sich durchsetzen?

1 2 3 4 5
o----------o----------o----------o----------o

1= Ganz gut (tue es immer).
3= Versuche es ab und zu, je nach Stärke des Gegners.
5= Gar nicht (habe Angst, ist zu schwierig).

13. Wie gut können Sie fordern?

1 2 3 4 5
o----------o----------o----------o----------o

1= Ganz gut (tue es immer).
3= Versuche es ab und zu, je nach Stärke des Gegenübers.
5= Gar nicht (habe Angst, ist zu schwierig).

14. Haben Sie in Gesprächen die abwartende Haltung oder steuern Sie?

1 2 3 4 5
o----------o----------o----------o----------o

1= steuere immer
2= steuere meistens
3= steuere ab und zu
4= steuere selten
5= steuere nie

15. Wie oft äußern Sie Ihre Meinung zu alltäglichen und besonderen Ereignissen?

immer	meistens	öfter	selten	nie
o	o	*	o	o

16. Inwiefern berücksichtigen Sie und richten Sie sich nach den Wünschen und Erwartungen der andern, obwohl sie gegen Ihre Wünsche und Bedürfnisse gerichtet sind?

gar nicht	schwach	einiger-maßen	ziemlich	voll
o	o	*	o	o

Warum:

- aus Angst vor Abweisung
- aus Angst vor Abwertung
- um Einsamkeit/Verlassenheit zu vermeiden
- um Unangenehmes zu vermeiden
- ....

17. Wie häufig stimmen Sie anderen zu und merken danach, daß Sie eigentlich Nein sagen wollten?

nie	selten	manchmal	häufig	immer
o	o	*	o	o

18. Wenn für Sie die Argumente des andern vernünftig klingen, ignorieren Sie im Moment Ihre eigenen Argumente, stimmen dem andern zu und merken erst nachträglich, daß Ihre Argumente auch sinnvoll sind? Wie häufig geschieht es Ihnen?

nie	selten	manchmal	häufig	immer
o	o	*	o	o

19. Wenn Ihr ausgesprochenes Nein den andern sichtlich beleidigt oder enttäuscht, nehmen Sie es zurück?

nie selten manchmal häufig immer
o-----------o-----------*-----------o-----------o

20. In welchem Ausmaß wollen Sie es anderen (allen) recht machen?

nie selten manchmal häufig immer
o-----------o-----------*-----------o-----------o

21. In welchem Ausmaß verheimlichen Sie eigene Impulse und Bedürfnisse?

nie selten manchmal häufig immer
o-----------o-----------*-----------o-----------o

Bei wem besonders? ....

Wenn Sie vor allem auf der rechten Seite der Skalen angekreuzt haben, ist Ihre Sensibilität ausgeprägt. Je mehr Antworten und je weiter nach rechts sie angekreuzt sind, um so höher ist Ihre Sensibilität. Wenn es Ihnen wichtig erscheint, können Sie ein einfaches arithmetisches Mittel aus allen Ihren Antworten berechnen. Sie bewerten Ihre einzelnen Antworten mit den Zahlen (1–5), die Sie der Bewertungsskala auf der nächsten Seite entnehmen können. Dann zählen Sie alle Zahlen zusammen und dividieren die Summe durch 21. Das Ergebnis (zum Beispiel 3,5) können Sie in die Skala auf der nächsten Seite eintragen und daraus ersehen, wie weit Sie bei sich selbst, im Ich oder beim andern, im Du, zentriert sind.

```
Ich                                           Du
o-----------o-----------*-----------o-----------o
1           2           3           4           5
(Abgrenzung)                          (Sensibilität)
```

Je ausgeprägter Ihre Sensibilität ist, um so unterentwickelter dürfte Ihre Ich-Stärke und Abgrenzungsfähigkeit sein!

2. 2. Sensibilität und psychische Energie

Der Sensible verlagert zuviel seiner psychischen Energie ins Du und hungert so sein Ich energetisch aus.

Wir könnten statt die Begriffe Sensibilität und Abgrenzung auch die Begriffe Nähe und Distanz gebrauchen. Die ersten zwei Begriffe werden hier vorgezogen, weil mit ihnen klarer die Bedeutung und die energetische Substanz der Ich-Stärke bewußt gemacht werden kann. Zugleich ist es so eher möglich, die positiven Aspekte der sensiblen Tendenz zu erkennen. Diese Gesichtspunkte erleichtern auch die Entwicklung gezielter therapeutischer Ansätze.

Wie bereits im vorigen Kapitel dargestellt, bedeutet personenorientierte Sensibilität:

- dem andern näher zu sein als sich selbst
- das Ich des andern erhöhen, und das eigene Ich abwerten/vernachlässigen
- den Bezug zu sich selbst zu verlieren

Psychoenergetisch betrachtet bedeutet Sensibilität eine Verlagerung von psychischer Energie zum anderen Menschen, ins Du. Die psychische Energie kann auch zu anderen Inhalten der Umwelt verlagert werden. Bei der Arbeit wenden wir uns bestimmten Aufgaben und Dingen zu. Wir verlagern unsere Energie auch nach außen, wenn wir Gegenstände oder Ereignissen beobachten. Das Gegenstück zur Auslagerung der Energie ist das Sich-Sammeln, die Konzentration auf sich selbst, die am intensivsten in der gedankenlosen meditativen Versenkung ist. Das heißt, auch das Denken, besonders wenn es nicht das Nachdenken über sich selbst ist, bedeutet bereits eine Verschiebung der Energie aus dem Ich. Dazu die folgende Grafik.

```
Ich                                              Du
o-----------o-----------*-----------o-----------o
1           2           3           4           5
                                    [Objekt, Aufgabe, Arbeit]
                                    [Denken]
```

[***Hinweis:*** Wenn Sie in diese Grafik das Endergebnis aus dem Test im vorigen Kapitel eintragen, sehen Sie, wie stark Ihre Energie im Ich oder im Du zentriert wird.]

Das Ich hat vielfältige psychische Funktionen. Hier wird es vor allem als Ich-Stärke und Abgrenzungsfähigkeit verstanden. Die Energie der Ich-Stärke ist nicht im Kopf, sondern im Bauch und am unteren Rücken lokalisiert. Die zu starke und zu häufige Konzentration der psychischen Energie im Kopf ist als Kopflastigkeit einzustufen. Diese bewirkt keine Ich-Stärke, sondern Körperfremdheit, schlechten Zugang zu Emotionen oder gar Selbstentfremdung.

Je sensibler ein Mensch ist, um so schwächer ist seine Ich-Zentrierung (Selbstzentrierung) und um so intensiver seine Du-Zentrierung (Fremdzentrierung). Der sensible Mensch gibt sich selbst, seinem Ich zu wenig Raum und Energie. Bei hoher Sensibilität wird zu viel psychische Energie aus dem Ich, körperlich gesehen aus dem Bauch, verlagert. Diese Energie fließt zum Du, zu Dingen oder zu Gedanken. In jedem dieser Fälle wird zu viel Energie der eigenen Mitte entzogen und ausgelagert. Die Verlagerung geschieht automatisch und somit meist unbewußt.

Geschieht die Auslagerung der sensiblen Energie dauernd, über längere Zeiträume oder zu oft, so wird das spontane Herleiten der Selbstzentrierung immer schwieriger und seltener möglich. Man kann nicht bei sich selbst sein oder zu sich selbst zurückfinden. Innere Spannungen, Streßanfälligkeit, Erschöpfung, Selbstentfremdung, erschwerte Verarbeitung von Tages- und Lebensereignissen und Krankheitsschübe sind die Folgen.

Die psychische Energie weist verschiedene Qualitäten und Eigenschaften auf. Eine wichtige Energieform ist die Aufmerksamkeit, weil über sie bewußt verfügt werden kann. Wir können die Aufmerksamkeit willkürlich und beliebig irgendwohin lenken. Die Aufmerksamkeit ist inhaltlos, sie kann mit jedem beliebigen psychischen Inhalt gefüllt werden. Lenken wir die Aufmerksamkeit nicht gezielt, so wird sie unbewußt und automatisch von den psychischen Mustern, den Kräften der Psyche gelenkt und besetzt. Dies geschieht auch bei ausgeprägter Sensibilität. Die Aufmerksamkeit wird automatisch nach außen gerichtet. Über die Aufmerksamkeitszuwendung wird die einfühlende und wohlwollende Kraft der Sensibilität dem anderen zugeleitet. Das Bewußtsein und die Aufmerksamkeit können auch den abgrenzenden, groben Energien zugewandt und von ihnen besetzt werden.

Die bewußte Beschäftigung mit den abgrenzenden Energien ist die Aufgabe der Psychotherapie, wenn sie die übermäßige Sensibilität abbauen will. Beim psychotherapeutischen Prozeß ist die bewußte Steuerung der Aufmerksamkeit sehr wichtig. Über sie können wir uns jedem Bereich der Psyche annähern, der zu erkennen oder zu entwickeln ist. Bei der Sensibilität wendet sie sich den unterentwickelten Bereichen der Psyche zu, nämlich der Annahme eigener Bedürfnisse, der Ich-Kraft, der Annahme und dem Ausdruck der archaischen Emotionen. So wird die Abgrenzungsfähigkeit aufgebaut. In diesem Zusammenhang ist folgendes zu beachten: Die Aufmerksamkeit bewegt sich bei der Abgrenzung in die entgegengesetzte Richtung als bei der Einfühlung.

Damit die Abgrenzung als Ausdruck der eigenen psychischen Impulse geschehen kann, muß die Aufmerksamkeit in sich hinein gelenkt werden. Damit bewußte Aufnahme von Reizen und Informationen zustande kommen kann, muß die Aufmerksamkeit nach außen gelenkt werden.

Ist der Ausdruck der eigenen psychischen Zustände gehemmt, ist eine Besserung nur möglich, wenn wir bei uns selbst sind, wenn in Kontakten also zumindest ein Teil unserer Aufmerksamkeit auf die inneren Inhalte gerichtet ist. Der Ausdruck der eigenen Impulse, Haltungen, Emotionen, Bedürfnisse hat unterschiedliche Wirkungen. Der Ausdruck von subtil-liebevollen Inhalten schafft Nähe. Je aggressiver und archaischer der Ausdruck, um so intensiver die Abgrenzung und Distanz.

Wegen der ungenügenden energetischen Selbstzentrierung ist der Sensible zumeist unsicher und ich-schwach und deswegen in sozialen Kontaktsituationen aufgeregt, angespannt und inkompetent. Er verliert in Kontakten sein inneres Zentrum, seine Mitte, weil er unbewußt seine Energie zum Du verlagert und sich selbst energetisch aushungert. Gleichzeitig baut er die Bedeutung, Fähigkeit und Stärke des andern unbewußt auf. So erlebt er das Gegenüber entweder als überlegen oder sogar als bedrohlich. Damit werden zugleich die Meinungen, Vorstellungen und Bedürfnisse des Du als wichtiger und richtiger als die eigenen eingestuft. Diese unbewußte Selbstabwertung wird zuweilen bis zum Gefühl von Ausgeliefertsein oder Ohnmacht gesteigert. Die fehlende Selbstzentrierung animiert das Gegenüber automatisch zur Stärke und Überlegenheit.

In Kontakten wird das Ich des Sensiblen entleert. Es verliert seine psychischen Inhalte und seine Energie. Dies ist in bestimmten Meditationszuständen ein sehr guter Zustand, jedoch nicht im Alltagsleben. Das entleerte Ich kann in der Meditation Erweiterung durch tiefere Inhalte der Psyche erfahren. In Kontakten kann es jedoch nur die psychischen Inhalte des Du aufnehmen, und diese müssen nicht unbedingt seinen Bedürfnissen entsprechen.

Sinnbild:
Der Sensible ist in der Kontaktsituation wie ein kleines Bäumchen, das durch den andern nach Belieben hin und her gebogen werden kann. Sein Ziel wäre jedoch ein Baum mit starkem Stamm und festen Wurzeln zu sein. Solch einen Baum muß man beachten, an ihm kann nur schwer gerüttelt werden.

2. 2. 1. Energieauslagerung und Kontaktgestaltung

Die Verlagerung der psychischen Energie aus dem Ich nach außen ist das Grundgeschehen bei der Sensibilität. Alle die in vorangehenden Kapiteln beschriebenen Eigenschaften des sensiblen Menschen basieren auf diesem energetischen Grundprinzip.

Die (zu starke) Energieverlagerung zum Du in Kontakten hat also wesentliche Folgen für den psychischen Zustand des Sensiblen. Nachfolgend werden einige der mehr oder weniger bereits im Kapitel 2.1.1. angesprochenen sensiblen Eigenschaften unter dem Aspekt der Energie-Verlagerung aus dem Ich zum Du dargestellt.

❒ *Passivität in Kontakten*

Je introvertierter, unsicherer und scheuer ein Sensibler ist, um so zurückgezogener, passiver und ausdrucksschwächer ist er in Kontakten. Im Kontaktaugenblick oder bereits davor verliert der Sensible seine Mitte, er lagert seine Energie automatisch aus seinem Ich heraus. Der Verlust seiner Mitte macht ihn unsicher und unfähig, Kontakte aktiv aufzunehmen. Ebenso kann er Kontakte nicht aktiv gestalten. Er reagiert vor allem auf sein Gegenüber. Er hat keine Einfälle, weiß nicht, was zu sagen wäre. Wenn eine selbstverteidigende Reaktion notwendig wird, fallen ihm keine Argumente ein, um seine Interessen und Standpunkte zu verteidigen. Der Selbstverlust und die Aufregung verhindern das Fassen von klaren Gedanken und Argumenten. Manchmal wird ein Kloß im Hals gespürt. Das heißt, daß der Ausdruck der Energie hier blockiert ist. Sie kann auch anderswo auf der Achse zwischen Bauch und Kopf gehemmt werden. Je unbekannter und dominanter die anderen sind, um so größer wird die Unsicherheit. Ist der Sensible nach dem Kontakt wieder alleine, so beruhigt er sich, ist wieder sich selbst, fühlt sich sicher und kann klar überlegen. Es fallen ihm wieder Argumente ein. Er ist nun energetisch in sich selbst zentriert und spürt sich als eigene Person.

Dem introvertierten Sensiblen wird manchmal seine stille, reservierte und unspontane Kontaktart vorgeworfen und bisweilen als Arroganz gedeutet. Wenn er diese Art verändern will, meint er zumeist, er müsse mehr auf die anderen eingehen, sich anpassen, freundlicher werden. Dies ist jedoch der falsche Weg, denn so verlagert er noch mehr von seiner Energie ins Du und verliert sich selbst noch mehr. Er muß zu sich selbst finden, seine persönliche Kraft aufbauen, um in Kontakten sich selbst zu bleiben. Er soll lernen, einen wesentlichen Teil seiner Energie bei sich zu behalten oder weitere zu aktivieren und seinen Selbstausdruck zu verbessern.

❒ *Erhöhte Aufnahmebereitschaft*

Durch die zu starke Energieverlagerung zum Du erhöht der Sensible seine Aufnahmebereitschaft für äußere Reize. Daraus folgt die Erhöhung seiner Beeindruckbarkeit und Beeinflußbarkeit und die Herabsetzung seiner Widerstandsfähigkeit. Er nimmt auf und empfindet so Aussagen, Ereignisse, Verbote viel intensiver als ein in sich gut zentrierter Mensch. So wird zum Beispiel sein Pflichtgefühl stark ausgeprägt. Die Fülle der Informationen wird nicht nur intensiv aufgenommen, sondern auch breitflächig gespeichert. Dadurch entsteht eine Reizüberflutung. Der Sensible nimmt also mehr und intensiver auf, als er verarbeiten kann. Die Informationen beschäftigen und belasten ihn, auch wenn er allein ist.

Der Sensible spürt in Kontakten sofort und sehr deutlich die psychoenergetischen Schwingungen, also die Stimmungen, Gefühle und Haltungen des Gegenübers. So wird zum Beispiel sofort die Tonlage der Stimme des andern deutlich aufgenommen und entsprechend Sympathie oder Antipathie empfunden, jedoch zumeist nicht geäußert. Der andere kann bisweilen so sensibel aufgenommen werden, daß seine schrille Stimme auch körperlich als sehr unangenehm, bohrend, stechend erlebt wird. Diese Empfindungen sind um so intensiver, je weniger eigene Energie entgegengesetzt werden kann.

Beim Kontakt mit belasteten, nervös-hektischen oder aggressiv-gereizten Menschen führt die Energieauslagerung zur Übernahme der Unruhe und Gespanntheit. Nicht selten fühlt sich dann der andere entlastet. Der Sensible fühlt sich jedoch belastet, wird unruhig, gereizt, zerfahren und zerstreut, ohne dazu persönlichen Anlaß zu haben.

❐ ***Selbstverlust***

Die Energieauslagerung aus dem Ich-Zentrum verunmöglicht zugleich das Selbstempfinden und den Selbstausdruck. Eigene Bedürfnisse und emotionale Regungen werden entweder gar nicht oder nur schwach gespürt. Auch wenn sie wahrgenommen werden, können sie wegen des Energiemangels nicht ausgedrückt werden. Der Sensible ist von seinem Ich-Zentrum abgeschnitten und seine Ich-Energie ist zu schwach, um sich deutlich auszudrücken, abzugrenzen oder zu kämpfen. Weil den fremden Impulsen keine Eigenenergie entgegengesetzt werden kann, werden sie automatisch höher bewertet als die eigenen. Es entsteht eine Überanpassung. Es wird «Ja» auch da gesagt, wo innerlich «Nein» gemeint ist. Das fehlende Selbstgespür und die schwache Selbstzentrierung erschwert auch das Fällen von Entscheidungen, die mit dem Inneren übereinstimmen. Zumeist wird zu stark unter dem Eindruck des andern, also zu eigenen Ungunsten entschieden.

2. 2. 2. Energieauslagerung bei tätigkeitsorientierter Sensibilität

Bei vielen Sensiblen ist neben der zu starken Verlagerung der Energie in andere Menschen zugleich eine übermäßige Energielenkung in Aufgaben zu finden. Nicht selten kombinieren und steigern sich diese zwei Formen der Energieauslagerung. Weil das Nein, die Abgrenzung und die Wehrkraft nicht entwickelt sind, werden unerwünschte und für einen selbst destruktive Aufgaben übernommen. Die hingebungsvolle Konzentration auf Aufgaben und Arbeiten haben wir als tätigkeitsbezogenen Sensibilität bezeichnet. Bei Tätigkeiten muß die psychische Energie ins Äußere geleitet werden. Wird dabei das persönliche Maß der Energieauslagerung überschritten, entsteht Selbstverlust bis zur Verausgabung und Erschöpfung. Wie stark und wie schnell diese Selbstentfremdung entsteht, hängt auch davon ab, inwiefern die Arbeit für den Betroffenen von ihrem Inhalt her eine selbstverwirklichende Tätigkeit ist. Hier ist nicht nur die Arbeit im Sinne der Berufstätigkeit gemeint, sondern sind auch Arbeiten und Aktivitäten während der Freizeit.

Die überhöhte tätigkeitsbezogene Sensibilität äußert sich als:

- Überhöhtes Pflichtgefühl
- Überhöhte Leistungsbereitschaft
- Über-Fleiß
- Ehrgeiz
- Perfektionismus
- Aktivismus

Wenn zuviel Energie zu den Dingen geleitet wird, leidet der Betroffene unter hohem Pflichtgefühl und hoher Leistungsneigung. Diese können sich in intensivierten Lebenssituationen zum Aktivismus, Perfektionismus oder gar Leistungszwang steigern und sich verselbständigen. Der Betroffene kann sich selbst dann kaum Leistungs- und Aktivitätsgrenzen setzen und gerät im Laufe der Zeit in Dauerstreß. Er geht mit sich selbst zu hart um, hat keine Zeit und keine Sensiblität für sich. Er kann nur noch tun und findet keine Ruhe, spürt sich selbst und seine eigene Mitte nicht mehr. Sein Tun wird nur noch als ein mühsames und erschöpftes Funktionieren erlebt. Wenn er trotzdem weiter macht, kann er es nur noch willentlich tun. Er tut die vermeintliche Pflicht und entfernt sich immer mehr seiner realen inneren Situation. Er verausgabt sich mehr und mehr, sein Ich wird weiter energetisch ausgehungert. Der Körper und das Ich lechzt jedoch nach Beachtung Zuwendung und Energetisierung, also nach Erholung. Durch solche Selbstentfremdung und Selbstüberforderung wird der Zusammenbruch vorprogrammiert. Dieser zeigt auf, daß die Diskrepanz zwischen Handeln und innerer Notwendigkeit zu groß geworden ist. Näheres zu diesem Thema können Sie im Kapitel «3. 4. Abgrenzung und Streß» nachlesen.

Zusammenfassung:
Die beiden Formen der Sensibilität, die personenorientierte und die tätigkeitsorientierte, bewirken Auslagerung von Energie aus der Ich-Selbst-Achse. Die übermäßige Auslagerung der Energie führt zum Selbstverlust, zur Überschreitung der individuellen Belastungsgrenzen und erhöht die Anfälligkeit für psychische und körperliche Krankheiten. Die Verbesserung der Selbstzentrierung ist ein wichtiger Aspekt beim Aufbau der eigenen Gesundheit.

Wenn Sie Ihre energetische Selbstzentrierung verbessern wollen, beginnen Sie mit den nachfolgenden Übungen

2. 2. 3. Übungen

Reflexionsübungen:

1. Stellen Sie bei sich selbst fest:
- Wie ausgebildet ist meine Selbstzuwendung ?
- Wieviel Zeit nehme ich mir für mich selbst in einer üblichen Arbeitswoche? Das heißt, nicht nur, um mir angenehme Stunden zu bereiten, sondern auch, um die Selbstwahrnehmung inklusive Körper und seine Zustände zu praktizieren.
- Wie effektiv lenken Sie dabei die Aufmerksamkeit zu sich selbst?

2. Achten Sie in folgenden Kontaktsituationen auf den Fluß Ihrer Aufmerk samkeit. Versuchen Sie festzustellen, in welchem Ausmaß Sie auf den anderen eingehen und in welchem Ausmaß Sie bei sich selbst bleiben.
In Situationen mit:
- Partner, Freunden, Familienangehörigen
- Kollegen
- Unbekannten
- Chef, Autoritätspersonen

Falls es Ihnen nicht gelingt, während der Situation den Weg Ihres Aufmerksamkeitsflußes festzustellen, reflektieren Sie ihn nach der Situation.

3. Überlegen Sie sich, inwiefern Sie mit der Aufteilung Ihrer Aufmerksamkeit zufrieden sind. Wenn Sie unzufrieden sind, überlegen Sie sich, wie die Verteilung Ihrer Aufmerksamkeit aussehen sollte.

Wenn Sie die Aufteilung Ihrer Aufmerksamkeit zu Gunsten Ihres Ich verbessern wollen, müssen Sie Ihre automatisierten Gewohnheiten verändern. Die Veränderungsübungen können Sie dem Kapitel «3.2. Abgrenzung und Selbstzentrierung» entnehmen. Bevor Sie sich diesen Veränderungsübungen zuwenden, ist es sinnvoll, mit Hilfe der nachfolgenden Übungen vorerst Ihre Selbstwahrnehmungsfähigkeit zu verbessern.

Wahrnehmungsübungen:

1. Setzen Sie sich bequem hin und spüren Sie, wo sich in Ihrem Körper, gerade jetzt, die meiste Energie befindet. Gehen Sie dabei von der Wahrnehmung des Kopfes aus. Gehen Sie dann hinunter zum Hals, in die Brust, den Magen, den Bauch, den Genitalbereich und durch die Beine bis in die Füße hinein. Nun wandern Sie wieder langsam und achtsam hinauf.

So erlangen Sie den Überblick und können die energetisch aktivierten Teile Ihres Körpers von den weniger oder gar nicht belebten Teilen unterscheiden.

2. Bleiben Sie in der sitzenden Haltung und steuern Sie Ihre Aufmerksamkeit zunächst aus dem Fenster, dann in die linke Ecke, zu der Decke, über Ihren Kopf, hinter Ihren Kopf, in Ihren Kopf, in Ihre Brust und in Ihren Bauch.

3. Führen Sie die vorangegangene Übung nun stehend durch.

Machen Sie sich nach dieser Übung Ihre Erfahrung noch einmal ganz bewußt:

⇨ Wenn Sie sich bewußt konzentrieren, können Sie Ihre Aufmerksamkeit frei lenken.
⇨ Sie haben erkannt und erfahren, daß Sie Ihre Aufmerksamkeit willentlich und gezielt irgendwohin richten können. Es ist Ihre persönliche Freiheit, dies zu tun. Sie können die gezielte Steuerung der Energie für ihre Verlagerung einsetzen.

5. Machen Sie sich auch das Gegenstück zur Freiheit bewußt: Wenn Sie Ihre Aufmerksamkeit nicht bewußt und gezielt lenken, wird sie automatisch und unbewußt durch Ihre verinnerlichten psychischen Muster, die automatisierte Gewohnheit, gesteuert.

6. Stellen Sie fest, inwiefern Sie in Kontaktsituationen bewußt und gezielt Ihre Aufmerksamkeit lenken und inwiefern diese automatisch durch Ihre gewohnten psychischen Muster gesteuert wird.

Notiz:
Wenn Sie Ihre Selbstwahrnehmung verbessern wollen, müssen Sie diese Übungen womöglich täglich über mehrere Wochen und auch anschließend regelmäßig wiederholen. Sind diese Übungen gut verinnerlicht, können Sie den Aufbau der Ich-Stärke über die Übungen im Kapitel «3. 2. Abgrenzung und Selbstzentrierung» fortsetzen.

Die Verbesserung der Selbstwahrnehmung und Entfaltung des sensiblen Gespürs für die psychischen Energien ermöglicht auch das Praktizieren gewisser asiatischer Gesundheitstechniken, zum Beispiel das Tai Tchi und Yoga, jedoch auch die meisten Meditationsformen. Über das Praktizieren dieser Techniken können Sie die reife Form Ihrer Sensibilität entfalten.

2. 3. Sensibilität und Ich-Negativität

Der Sensible schenkt das Gute den andern und behält das Negative für sich oder wendet es gegen sich an.

Die Sensibilität ist bisweilen bei manchen Neurodermitikern mit Ich-Negativität gekoppelt. In diesem Fall ist neben dem körperlichen Leiden die psychische Kunst «Wie mache ich mir mein Leben sauer» sehr gut entwickelt. Durch unbewußte oder halbbewußte psychische Muster werden Selbstabwertung, Selbstverneinung, Selbstbezichtigung und Selbstüberforderung in vielfältigen Formen praktiziert. Dieser gegen sich gerichtete Negativismus steigert sich gelegentlich in depressive Verstimmungen.

Die Ich-Negativität basiert nicht unbedingt auf einem schwachen Selbstwertgefühl, sie kann sich jedoch mit ihm kombinieren. Dies ist der Fall, wenn zugleich narzißtische Störungen bestehen. Beim Sensiblen liegt die Ich-Negativität in seinen Eigenschaften wie Ich-Schwäche, ausgeprägte Ethik, Gutmütigkeit oder stark verinnerlichten gesellschaftlichen Normen begründet.

2. 3. 1. Die Formen der Ich-Negativität

Die Ich-Negativität geschieht in Kontakten, aber auch wenn der pessimistische Sensible für sich allein ist. Sie bewirkt eine unberechtigte Geringschätzung der eigenen Person und verhindert Selbstachtung und Aufbau von Selbstsicherheit. Die Ich-Negativität erscheint in verschiedenen Formen. Ihre typischen neun Varianten sind:

❒ ***Negative Interpretationen***
Verhaltensweisen der anderen, Ereignisse und Erlebnisse werden spontan und sehr oft von der negativen Seite her gesehen und in ihrer negativen Variante interpretiert. Dem Negativisten fallen andere mögliche und insbesondere positive oder konstruktive Varianten nicht ein. Oft sind ihm diese gar nicht bekannt. Für diese negativistische und pessimistische Einstellung gibt es das bekannte Sinnbild der halb gefüllten Flasche. Sie kann sowohl als halb

voll als auch als halb leer angesehen werden. Im gleichen Sinne können wir mit eigenen Fehlern umgehen. Man kann sich selbst Vorwürfe machen und sich selbst zerfleischen, oder man kann den Fehler als Anreiz dazu nehmen, um aus ihm etwas zu lernen. So wird kein schlechtes Gewissen erzeugt und etwas Konstruktives für die Zukunft gelernt.

❒ ***Negative Erwartungen***

In Kontakten, insbesondere mit unbekannten Menschen, bildet sich der unsichere Negativist ein, der andere sehe und bewerte ihn schlecht. Es schalten sich bei ihm automatisch Gedanken und Ängste ein, wie «Der andere findet mich nicht gut, unmöglich, hässlich, dumm ...» So wertet er sich ab und löst in sich Unsicherheitsgefühle aus, ohne zu wissen, was sein Gegenüber wirklich denkt, oder ob es überhaupt etwas denkt. Die negativen Erwartungen erfahren ihre Steigerung in Bedrohungsvorstellungen. Bei diesen phantasiert der Negativist grundlos bedrohliche Reaktionen der anderen auf sein eventuelles Verhalten. Er befürchtet, es entstehe eine schwierige, konflikthafte Situation. Demzufolge verzichtet er auf Handlungen oder Äußerungen eigener Meinungen und Wünsche. Wagt der Negativist, zum Beispiel mit psychotherapeutischer Unterstützung, doch eine Äußerung, macht er zumeist eine positive Erfahrung. So erkennt er, wie irreal und negativ seine Phantasien sind.

❒ ***Auf-Sich-Beziehen***

Dem negativistischen Sensiblen fehlt die Abgrenzung und Zentrierung in sich, deswegen bezieht er zu viel auf sich. Er faßt Ereignisse, zufällige (negative) Aussagen, die nichts mit ihm zu tun haben, als für ihn bestimmt auf. Ebenso können die für ihn bestimmten, aber locker gemeinten Bemerkungen innerlich als Angriff oder Abwertung umgesetzt werden. Zweiseitige Situationen werden einseitig und zu eigenen Ungunsten gesehen. Zum Beispiel: Die Großeltern betreuen das Kind ihrer Schwiegertochter. Diese fühlt sich sehr verpflichtet und denkt, wie dankbar sie sein muß. Sie überlegt gar nicht, daß vielleicht auch die Großeltern dankbar sein müßten, weil ihnen die Betreuung des Enkelkindes viel Freude bereitet. 5

❒ ***Selbstmoralisierung***

Die Selbstmoralisierung bedeutet, sich selbst nicht, aber den anderen das Recht auf negative Eigenschaften und Verhaltensweisen zuzugestehen. Wenn ein anderer Mensch seine Aggression äußert, Fehler macht, schlecht aussieht, wird dies durch den Sensiblen akzeptiert. Das Gleiche kann er aber sich selbst nicht zugestehen. Der Sensible will zum Beispiel seine Aggressionen oder Hautmakel bei Schüben dem andern nicht zumuten. Er nimmt an, der andere erwarte und dulde nur das Positive. Dies trifft jedoch in den meisten Fällen nicht zu. Der Sensible darf für sich selbst das Gleiche (negatives Aussehen) beanspruchen, was er den anderen zubilligt. Er muß lernen, daß auch die andern fähig und stark genug sind, seine negativen Zustände auszuhalten. Er würde besser mehr sich selbst als die anderen schonen.

❒ ***Problemübernahme***

Der Sensible hört den anderen bei der Schilderung ihrer Probleme einfühlsam zu und übernimmt die fremden Probleme. Nach dem Gespräch erlebt er diese Probleme wie eigene und denkt über sie intensiv nach bis zur Überbelastung. Der eigentliche Problemträger fühlt sich jedoch entlastet und frei. Oft wird im Zusammenhang mit Problemen und Fehlern auch unnötiger- oder fälschlicherweise Verantwortung für den andern übernommen.

❒ ***Verantwortungsübernahme***

Es wird dort Verantwortung übernommen, wo sie der andere tragen soll. Diese Tendenz kommt überall, häufig in der Partnerschaft und Arbeitswelt vor. Ein Beispiel aus Arbeitswelt: Ein 30 Jahre alter Neurodermitiker wurde immer sehr aufgeregt und belastet, wenn sein schlampiger Kollege nicht frühzeitig seine Aufgabe erledigte. Den Kollegen hat seine Ungenauigkeit und Verantwortungslosigkeit gar nicht gekümmert. Den unbetroffenen Neurodermitiker belastete es jedoch so, als ob er derjenige sei, der ein mangelndes Verantwortungsgefühl habe. Seines war jedoch eher zu stark entfaltet, und er konnte keine Grenze zwischen sich und dem Kollegen, zwischen eigener und der Verantwortung des Kollegen ziehen. Er litt zugleich unter dieser unnötigen Selbstbelastung.

❒ ***Körperferne***

Die Ich-Negativität führt oft auch zur Abwertung des Körpers. Manchmal wird sogar bewußt der eigene Geist, Intellekt als dem Körper überlegen eingestuft. Der Körper wird so als das notwendige Übel gesehen. Auch bei weniger krassen Einstellungen bleibt der Zugang zu sich selbst auf der Körperebene unterentwickelt oder vor allem negativ betont. Das Erleben «Ich bin Körper»wird während des Schubes von den unangenehmen Empfindungen dominiert. Während der guten Phasen fehlt die Wahrnehmung der (positiven)

Körperempfindungen. Je ausgeprägter die Kopflastigkeit oder der Intellektualismus ist, um so unbewußter und unterentwickelter ist der Körperzugang.

❒ ***Selbstschädigender Umgang***
Der Umgang mit sich selbst ist unbewußt und selbstdestruktiv. Er führt zum Beispiel zur Überbelastung, Verausgabung, Dauerstreß, Raubbau am Körper und Krankheitsschüben oder auch zur Fixierung in negativen Körperempfindungen. Nicht zuletzt werden Emotionen weder zugelassen noch verarbeitet. Sie werden eher angestaut und gegen sich gewandt. Dies geschieht zum Beispiel über das selbstzerstörerische Kratzen (Autoaggression).

❒ ***Selbstbeschuldigungstendenz***
In der Umgangssprache werden alle jene inneren Regungen, die zu Empfindungen wie «Ich habe es falsch gemacht!» «Ich bin so unmöglich!» «Wie konnte ich ihn so angreifen!» «Ich bin schuld, daß es schief gelaufen ist!» führen, als Schuldgefühle bezeichnet. Echte Schuldgefühle haben jedoch nichts mit Gefühlen zu tun, die von schematischen Normen des übermäßig ausgebildeten Über-Ich abgeleitet werden. Bei diesen Gefühlen handelt es sich um Selbstbezichtigungen. Die Selbstbezichtigungen kommen bei Neurodermitikern relativ häufig vor. Deswegen werden sie im folgenden Kapitel eingehend behandelt.

2. 3. 2. Die Selbstbezichtigung

Schuldgefühle entspringen dem Gewissen und führen zur echten Einsicht und Reue in die eigene Untat. Selbstbezichtigungen stammen von verinnerlichten Normen ab und führen zu unnötigen Selbstverurteilungen und Selbstvorwürfen. Schuldgefühle verhelfen uns zur Selbsterkenntnis und bewirken so schließlich inneres Wachstum. Selbstbezichtigungen bringen Selbstabwertung und Ich-Negativität mit sich. Sie erzeugen negatives Selbstempfinden ohne Wachstum. Selbstbezichtigungen sind also unechte Schuldgefühle. Sie entstehen durch die Unterentwicklung des Ich und entbehren jeder tieferen Bedeutung. Selbstbezichtigungen flüstern ein, etwas Unrechtes zu tun, obwohl die Tat von außen her nicht als unrecht eingestuft werden kann.

Schuldgefühle dienen der reinigenden und wandelnden Reue, Selbstbezichtigungen erhalten die psychischen Störungen und die Ich-Schwäche aufrecht.

Die Selbstbezichtigungen können in verschiedensten Lebenssituationen erzeugt werden. Oft entstehen sie bei negativistischen Selbstbewertungen, die von außen her nicht erwartet werden und sachlich nicht begründbar sind. Das Empfinden des Selbstbezichtigers wird jedoch von dem Gefühl «unrechtes getan zu haben» bestimmt. Dazu ein Beispiel: Ein Neurodermitiker kehrt aus einem mehrwöchigen Klinikaufenthalt zu seinen Arbeitsplatz zurück. Sein Kollege erzählt ihm, wie er inzwischen mit Arbeit überhäuft war, und der Neurodermitiker fühlt sich sofort schuldig. Er stuft also seinen Klinikaufenthalt, als etwas ein, das ihm nicht zusteht.

Die selbstbezichtigenden Gefühle werden entweder durch geschehene negative Ereignisse in der Umgebung oder über phantasierte negative Ereignisse ausgelöst. Beide Formen sind für den Negativisten der Anlaß, sich als ihr (Mit-)Verursacher zu sehen. Bei ihm taucht chronisch das Gefühl auf «Ich habe was falsch gemacht!» oder die Frage «Was habe ich falsch gemacht?» Dem Negativisten kommt kaum in den Sinn, daß auch andere am Geschehen Beteiligte etwas Negatives verursachen könnten oder die Situation ganz anders erleben.

Die sensible Neigung und den Ich-Negativismus können wir auf mehrere Arten erkennen:

- ⇨ Über aufmerksame Beobachtung und Reflexion des eigenen Verhaltens, Denkens und Fühlens während oder nach Kontaktsituationen.
- ⇨ Durch Rückmeldung unserer Mitmenschen über ihre Beobachtungen unseres Verhaltens.
- ⇨ Bei Beachtung der nächtlichen Träume. Hierzu das folgende Fallbeispiel:

Den hier beschriebenen Traum hatte eine Frau, die sich im einunddreißigsten Lebensjahr befindet und seit 7 Jahren von Neurodermitis betroffen ist.

Der Traum:
Ich komme aus meinem Urlaub zurück. Ich entscheide mich, gleich in die Stadt zu gehen, um für mich ein wenig zu bummeln. Ich fahre mit dem Auto ab. Zur gleichen Zeit geht meine Mutter zu Fuß zum Einkaufszentrum. Sie will für die ganze Familie Lebensmittel einkaufen.
Ich komme aus der Stadt zurück und sehe meine Mutter, wie sie zu Fuß mit der Einkaufstasche zurückkehrt. Ich habe ein schlechtes Gewissen und denke: «Ich gehe für mich bummeln und sie schleppt die Einkäufe nach Hause!». Zu Hause packt Mutter ihre Tasche aus, und ich sehe, sie hat für sich neue Schuhe gekauft und sonst nichts. Ich merke, auch sie hat nur etwas für sich selbst getan, ich brauche also gar kein schlechtes Gewissen zu haben.

Der Traum spricht eine deutliche Sprache. Am Anfang des Traumes tut die Neurodermitikerin viel für sich selbst: Nach dem Urlaub geht sie ein wenig bummeln. Dann schlägt jedoch ihr schlechtes Gewissen zu, also jene Seite ihrer Persönlichkeit, die ihr kein gesundes Ego zugestehen möchte. Diese Seite möchte gerne das Bewußtsein und die Energie der Frau immer voll für die anderen einsatzbereit halten. Mit diesem Persönlichkeitszug hängt auch ihre ausgeprägte Helferneigung zusammen, die sie in ihrem Beruf als Kindergärtnerin im Übermaß lebt und so in Verausgabung und Selbstentfremdung gerät. Der Traum zeigt ihr jedoch deutlich, daß auch die anderen, hier die Mutter, einen selbstbedachten Zug haben.

Der Traum bringt der Patientin keine ganz neue Botschaft. Er unterstreicht und stellt ganz deutlich das dar, was die Frau seit einem halben Jahr bei sich immer deutlicher zu erkennen versucht. Nämlich, daß sie zu sensibel, zu hilfsbereit ist und zu weit vom eigenen Ich und von der gesunden Abgrenzung entfernt. Das Traumende tröstet sie und verstärkt ihre Bemühungen um sich selbst. Es zeigt ihr ganz deutlich, daß sie sich nicht zu bezichtigen oder sich ein schlechtes Gewissen einzuflößen braucht.

Die Selbstbezichtigung ist ein innerer Prozeß. Sie hat also kaum etwas mit der äußeren Realität zu tun. Die rein innere Dynamik der selbstbeschuldigenden Bezichtigungen wird noch deutlicher, wenn sie unabhängig von den Taten und Erwartungen der anderen entsteht. Zur Verdeutlichung des innerpsychischen Ablaufs dient das folgende Beispiel. Hier wird die eigene Entscheidung zum Anlaß für die Selbstbezichtigung.

Eine 24jährige Neurodermitikerin trennte sich vor drei Jahren von ihrem Freund. Seit der Trennung hatte sie Gewissensbisse und macht sich Vorwürfe. Sie hatte mit ihrem Ex-Freund keinen Kontakt mehr und wußte gar nicht, ob oder inwiefern er unter der Trennung gelitten hatte. Sicher waren nur folgende zwei Tatsachen. Er selbst hatte sich vorübergehend ein halbes Jahr vor dem Trennungsentscheid der Frau von ihr getrennt. Kurz nachdem sich die Neurodermitikerin von ihm trennte, hatte er eine neue Freundin. Es ist also anzunehmen, daß, wenn überhaupt ein Leiden seitens des Ex-Freundes da war, dies nur von kurzer Dauer war. Die Neurodermitikerin produzierte jedoch über Jahre hinweg innerlich Gedanken und Situationen, die nichts mit der Realität zu tun hatten und sie nur mit negativen Gefühlen belasteten. Sie litt im allgemeinen unter dem Sensibilitätsproblem. Sie neigte grundsätzlich dazu, Ereignisse vom Standpunkt des andern aus zu betrachten. «Wie denkt, empfindet der andere, wenn ich dies tue, getan habe?» Die Antworten, die sie auf ihre Fragen bekam, waren jedoch nur ihre Phantasien über den Zustand des andern. Sie mußte also lernen zu unterscheiden, daß ihre Phantasien nicht unbedingt etwas mit dem andern zu tun haben müssen, aber auf jeden Fall etwas über sie selbst aussagen. Nämlich, daß bei ihr das psychische Muster der Sensibilität und der Ich-Negativität dominant sind, und sie somit automatisch dazu neigt, sich zu beschuldigen und zu belasten. Ihr weiterer Schritt war, den Zustand des andern zu prüfen, also ihren Ex-Freund zu sprechen. So konnte sie ihre Phantasie mit seinem Erleben vergleichen und so das Ausmaß ihrer Ich-Negativität erkennen. Schließlich mußte sie noch den wesentlichen Schritt des Aufbaus der Ich-Stärke, der Abgrenzungsfähigkeit und Selbstbejahung tun.

2. 3. 3. Übungen

Reflexionsübungen:

Um den unbewußten negativen Automatismus zu durchbrechen, ist Selbstreflexion und Selbsterkenntnis notwendig. Reflexion bedeutet, sich im eigenen spontan ereignenden Denken und Verhalten bewußt wahrzunehmen, es aber auch als subjektives Ereignis zu erkennen und so einen gewissen Abstand dazu zu gewinnen. Bei diesen Bemühungen werden Ihnen die folgenden Übungen behilflich sein:

1. Machen Sie sich bewußt:
- Durch ich-negative Gedanken und Selbstbezichtigung schwäche ich meine Selbstsicherheit.
- Durch ich-bejahende Gedanken und Selbstlob baue ich meine Selbstsicherheit auf.

2. Machen Sie sich weiter bewußt:
- Meine Ich-Negativität beinhaltet die konstruktive Fähigkeit, sich selbst kritisch zu sehen.
- Ich betrachte also von jetzt an auch meine negativistische Neigung kritisch. Ich stelle sie in Frage, sie muß nicht sein.

3. Wenn während oder nach einer bestimmten Situation bei Ihnen sogenannte Schuldgefühle auftreten, sollten Sie diese wie folgt auf ihre Echtheit prüfen:

Fragen Sie sich:
- Ist mein Verhalten, wodurch mein Gefühl «etwas Unrechtes zu tun» entstanden ist, wirklich verwerflich? Oder:
- Hat sich mein Ich-Negativismus eingeschaltet, um mich automatisch und ungerechterweise zu bezichtigen?
- Ist das, was Ihr Negativismus als «Unrecht» einstuft, eventuell Ihr gutes Recht?

Wahrnehmungsübungen:

Nehmen Sie sich für die nachfolgenden Übungen genügend Zeit. Bei Bedarf planen Sie diese Zeit in Ihren Tagesablauf ein.

1. Sagen Sie sich laut oder mit der inneren Stimme deutlich und konzentriert die folgenden Sätze vor, und spüren Sie, wie es Ihnen dabei geht. Können Sie den Inhalt gut annehmen, ihn genießen oder kommt eine (ablehnende) Gegenreaktion auf?

– *«Ich bin ich, und das ist gut so!»*
– *«Ich bin in Ordnung!»*
– *«Ich bin wichtig!»*
– *«Ich bin wunderbar!»*

2. Im vorangegangenen Kapitel haben wir erfahren, daß wir die Aufmerksamkeit bewußt steuern können. Wir haben die Freiheit, sie beliebig irgendwohin zu lenken.

Sie können Ihre Aufmerksamkeit so steuern, daß Sie sich womöglich ganzheitlich erleben: Nehmen Sie während Ihren Gedankengänge und Vorstellungen auch Ihre Gefühlsregungen und Körperempfindungen bewußt wahr. Üben Sie dies zunächst mit der folgenden Selbstwahrnehmungsübung.

Begeben Sie sich in die stehende Haltung. Sagen Sie sich die nachfolgenden Sätze vor, und spüren Sie zugleich in Ihren Körper hinein. Spüren Sie:
– wie ist die Atmung, der Herzschlag?
– welche Empfindung herrscht im Magen und Bauch vor?
– wie fühlen sich die Arme und die Beine an?
– wie fest stehen die Füße auf dem Boden?
– was spielt sich in Ihrem Kopf, was in der Brust ab?

während Sie sich einen der folgenden Sätze verinnerlichen:
– *«Ich mache Fehler»*
– *«Ich sage Dummheiten»*
– *«Ich bin aggressiv»*

– *«Ich stehe zu meinen Fehlern»*
– *«Ich darf Dummheiten erzählen»*
– *«Ich darf aggressiv sein»*

Suchen Sie selbst nach weiteren Sätzen, die zu Ihrem Zustand passen, und nehmen sie achtsam ihre Wirkung in Ihrem Inneren und in Ihrem Körper wahr.

Veränderungsübungen:

1. Meditieren Sie in einem wenn möglich entspannten Zustand folgende Sätze, und lenken Sie dabei Ihre Aufmerksamkeit in Ihr Inneres. Wählen Sie nur die zu Ihnen passenden Sätze aus:

- *«Ich nehme mich voll an, auch mit meiner Ich-Negativität»*
- *«Ich verzeihe mir, ich schliesse Frieden mit mir»*
- *«Ich werde mich weiter entfalten»*
- *«Ich werde ein mich bejahendes und volles Leben führen»*

2. Sprechen Sie die folgenden Sätze, zunächst alleine, laut und deutlich aus:

- *«Vielleicht interpretiere ich deine Aussage zu negativ?»*
- *«Siehst du es auch so, oder beschuldige ich mich zu stark?»*
- *«Ich merke, jetzt neige ich dazu, dein Problem zu meinem zu machen!»*

3. Nehmen Sie die gleichen Sätze. Während sie diese laut aussprechen, begleiten Sie Ihre Sprache mit passender Gestik, Mimik und Körperhaltungen.

4. Versuchen Sie mit der Zeit, die eigenen momentanen, negativistischen Zustände direkt in Kontakten zu erkennen und die gelernten, zu der Situation passenden Sätze zu äußern. So lernen Sie, sich zu zeigen, zu präsentieren und bauen zugleich Ihre Ich-Negativität ab.

2. 4. Sensibilität und Persönlichkeitsentwicklung

Die Persönlichkeitsreifung geschieht über die Entfaltung der reifen Form von Sensibilität und Grobheit.

Die Sensibilität ist eine grundlegende, archetypische Kraft der Psyche. Wir können sie also weder ausmerzen noch auflösen. Wir können sie jedoch in verschiedenen Formen leben, entweder in der unreifen Form oder in der reifen Form. Die Sensibilität ist ein Aspekt der Persönlichkeit, der bei einzelnen Menschen in individueller Intensität und Form ausgeprägt ist. Ist die sensible Fähigkeit bei einem Menschen stark ausgeprägt und verbleibt sie auch im Erwachsenenalter in der unreifen Form, so wirkt sie sich negativ auf das psychische und körperliche Gleichgewicht aus. Wenn die Abgrenzungsfähigkeit fehlt, kann die Sensibilität nicht flexibel, also gezielt und situationsgerecht eingesetzt werden. Sie wird sich automatisch auch dort als reale Verhaltensweise einschalten, wo sie fehl am Platz ist. Es geht also darum, die Sensibilität mit der Abgrenzungsfähigkeit und Ich-Stärke zu erweitern. So gelingt es, Selbstsicherheit aufzubauen und aus der sensiblen Einseitigkeit zur lebensfähigen Ganzheit zu gelangen. Spannungszustände werden so abgebaut, und die Persönlichkeit wird entfaltet.

2. 4. 1. Die Kindheit

Betrachten wir die Werdung des Menschen entwicklungspsychologisch, so sehen wir sehr bald die Bedeutung der archaisch-aggressiven Kräfte bei der Entfaltung der Persönlichkeit. Die Bedeutung der liebevollen Zuwendung ist für die gesunde Entfaltung des Babys und Kindes heute in der Regel gut bekannt und wird hier nicht besonders erwähnt. Das Kleinkind beginnt bereits im achten Lebensmonat, sich selbst als eigene, von der Mutter getrennte Person zu empfinden, und es beginnt auch, seine Wirksamkeit auf die andern auszuprobieren. Es versucht, in seinem Sinne auf seine Umgebung einzuwirken. Ab dem zweiten Lebensjahr stellt es sich gezielt in den Mittelpunkt der Aufmerksamkeit, entwickelt seinen Willen und versucht, sich durchzusetzen. In der sogenannten Trotzphase, mit etwa 3 und 4 Jahren, sucht und provoziert es Konflikte und Kämpfe, um so sein Ich und seine Individualität zu spüren und zu stärken. Über die Austragung der Konflikte lernt es die Unterschiede zwischen den Menschen kennen und entfaltet auch die Basis für seine Abgrenzungsfähigkeit.

Die psychische Struktur des Sensiblen ist auf ethisches Empfinden angelegt. Hinzu kommt seine starke Beeindruckbarkeit und Beeinflußbarkeit. Diese psychische Zusammensetzung führt dazu, daß der Sensible die Einwirkungen der Umwelt wie Normen, Gebote, Verbote und Bewertungen schnell und intensiv aufnimmt. Er verinnerlicht die Einwirkungen schneller und tiefer als der gröbere oder selbstbedachtere Menschentyp. Es ist nicht so, daß jeder unsichere Sensible eine schlechte Kindheit erlebt haben muß. Er mußte nicht eine Kindheit erleben, in der durch autoritäre Unterdrückung und mit vielen Verboten, durch nicht Dulden der Widersprüche und durch Druck sein aufkeimendes Ich und seine Individualität zerstört wurden. Es kann auch umgekehrt gewesen sein. Manche Sensible erlebten eine harmonische, unbeschwerte Kindheit in der das Gefühl «Ich liebe alle, alle lieben mich» vorherrschte. Gerade diese Erfahrung führt dazu, daß nicht gelernt wird, mit Konflikten, Disharmonien und Aggression umzugehen. In der Pubertät oder im frühen Erwachsenenleben kommt dann die Entzauberung. Zu diesem Zeitpunkt macht der junge Sensible die Erfahrung, daß wir nicht im Paradies leben, sondern in einer Welt, in der es nicht immer so positiv und wohlwollend zugeht. Um lebens- und überlebensfähig zu werden, müssen auch die gröberen Energien der Psyche aktiviert und gelebt werden.

Nicht selten haben sensible Persönlichkeiten bereits in der Kindheit das Gefühl, anders zu sein als die meisten Menschen um sie herum. Sie verstehen nicht, warum die andern so grob und unmenschlich sein können. Nicht selten übernehmen sie die Funktion des Ausgleichenden in der Familie oder Schule. Wird ein sensibel veranlagter Mensch autoritär und repressiv erzogen, ist sein Unterlegenheits- und Unsicherheitskomplex entsprechend übermäßig entfaltet. Er spürt seine aggressiven Impulse und seine Ich-Kraft auch in der Pubertät und im Erwachsenenalter kaum und kann sie im Leben gar nicht einsetzen.

2. 4. 2. Die Pubertät

Die aggressiven Energien sind im kindlichen Leben eine der zentralen psychischen Kräfte. Sie erlangen insbesondere beim Abschluß der Kindheitsphase, in der Pubertät, noch einmal eine gewichtige Bedeutung. Die psychische Reifung in der Pubertät ist sehr wichtig, weil sie den Entwicklungsschritt vom Kind zum Erwachsenen bedeutet. Die pubertäre Aggression und Provokation bezweckt die Ich-Stärkung, die Ablösung von den Eltern und den Abbau der Angst vor Autoritäten. Der pubertäre Widerstand bahnt so den Weg zur Autonomie, Selbständigkeit, Selbstsicherheit, Lebensfähigkeit und individueller Entwicklung. Er setzt die Ablösung aus der elterlichen Fürsorge durch. Die fehlende Entfaltung der Grobheit erschwert nicht nur die Entwicklung der Unabhängigkeit und Lebensfähigkeit, sondern auch die Entfaltung der reifen Formen der Sensibilität und des inneren Gleichgewichts. Das heißt, wird der Zugang zur Grobheit und ihre Kultivierung nicht geschafft, gelingt der Aufbau des Erwachsenen-Ich nicht. Heutzutage können wir bei jungen Erwachsenen immer mehr beobachten, daß die Grobheit entweder verdrängt wird oder in der unkultivierten Form und somit destruktiv gelebt wird. In unserer Gesellschaft fehlen sowohl das Bewußtsein als auch die Vorbilder und Rituale für die Kultivierung der archaischen Kräfte.

In der Pubertät werden nicht nur die Grobheit herausgefordert, sondern auch die Liebesenergien. Sie äußern sich insbesondere als Verliebtheit und Romantik, damit einher gehen die erwachten sexuellen Energien. Neben diesem tiefen Empfinden seiner selbst muß sich der junge Mensch auch immer mehr in das Gemeinwesen der Gesellschaft mit ihren Normen einleben und die sittliche Reife erlangen. Er muß sich also an die gesellschaftliche Realität anpassen und zugleich seine Unabhängigkeit und Individualität entfalten. Die Pubertät ist eine außerordentlich schwierige Entwicklungsphase, in der entgegengesetzte Kräfte erlebt, umgesetzt und kultiviert werden müssen. Das Scheitern oder ungenügende Bewältigen dieser Entwicklungsphase ist daher naheliegend. Hinzu kommt, daß die Umgebung oft nur wenig Kenntnis über die Komplexität und die Tragweite für die Persönlichkeitsentwicklung der Pubertätsphase besitzt. Es wird den Jugendlichen seitens der Eltern oft zu wenig Verständnis und Unterstützung entgegengebracht. Nicht selten wird der Ablösungsprozeß durch die Eltern übermäßig erschwert oder verunmöglicht. Eine solche elterliche Haltung führt normalerweise zur Aktivierung der ablösenden aggressiven Energien beim Kind. Der Sensible neigt jedoch dazu, sie nicht gegen die Eltern einzusetzen, und so mißlingt seine Ablösung. So entfaltet er nicht oder nur ungenügend seine Mündigkeit, Unabhängigkeit und Selbstachtung. In der Regel baut er trotzdem seine eigene Existenz auf. Er lernt aber nur auf der äußeren Ebene, erwachsen zu funktionieren. Er ist angepaßt und erlernt die innere Unabhängigkeit, das Ich- und das Autonomie-Gefühl nicht. Die äußere Selbständigkeit ist zu stark über den Kopf gesteuert, auf der Gefühlsebene besteht sie vorwiegend aus der ängstlichen Anpassung an die Normen oder Erwartungen der anderen. Die innere Selbständigkeit gibt dagegen ein starkes inneres Gefühl von Selbstsicherheit, Selbstbehauptung und Autonomie, welches den ganzen Körper erfaßt. Die innere Unreife bereitet dem Sensiblen Probleme bei der Lösung der anfallenden aktuellen Lebensaufgaben und führt zu psychischen Überbelastungen.

Zu dieser Entwicklungsphase entfaltete ein 29 Jahre alter Neurodermitiker, der sich nun von den Eltern und der Jugend endgültig innerlich löste, folgendes plastisches Bild:
Ich bin nun heraus aus dem Sumpf des Harmonie-Breis, meine Augen sind frei, und ich kann die Welt sehen. Ich muß nun schwimmen, aktiv das Leben des Erwachsenen führen.
Dieses Lebensgefühl entstand, nachdem er nicht mehr einfühlend und rechtmachend mit seinen Eltern umging, sondern sich bei ihnen, insbesondere bei der Mutter, aggressiv und resolut durchsetzte. In seinem Bild gesprochen lebte er vorher unter der Oberfläche des Sumpfes, konnte die Gegebenheiten der Welt nicht sehen. Er konnte also nicht zwischen sich selbst und den Eltern als verschiedenene Persönlichkeiten unterscheiden. Er war nicht abgegrenzt, hatte keine eigene Persönlichkeit. Er hatte auch real Mühe, sich im beruflichen und privaten Leben zu behaupten.

Wenn also in der Jugend und im frühen Erwachsenenalter die Ich-Identität fehlt, die Persönlichkeitsentwicklung nicht vorangeht, bleibt der Sensible unbewußt in der unreifen Form der Sensibilität stecken. Diese Tendenz wird verstärkt, wenn die Neurodermitis in der Pubertät ausbricht oder nach jahrelanger Ruhe aktiviert wird. Die Länge der Schubphase und das Ausmaß der Unsicherheit bestimmt, wie intensiv der Entwicklungsschritt zum Erwachsenendasein und zur Autonomie gebremst wird. Der durch die Neurodermitis verursachte Hautmakel und das körperlich-psychische Leiden setzen das Selbstempfinden und die Selbstsicherheit nochmals herab und verstärken die

Neigung, die aggressiven Impulse gegen sich zu wenden. So wird unbewußt versucht, die eigenen archaisch-aggressiven Impulse zu vertuschen, um sich weiter mit der eigenen sensiblen guten Seite identifizieren zu können. Brechen die gereizt-aggressiven Anteile doch durch, so kann Enttäuschung über sich selbst und Selbstbezichtigung auftreten. Die bewußte Auseinandersetzung mit der Aggression und mit sich als aggressives Wesen findet spontan kaum statt. Es fehlt zumeist das Wissen, daß die unerlaubten archaischen Kräfte helfen, die unreifen Formen der Sensibilität zu verlassen und so die Reifung der Persönlichkeit bewirken.

2. 4. 3. Die Reifung zur Ganzheit

Die sensible Veranlagung eines Menschen ist nichts tragisches. Sie ist eine Variante des menschlichen Seins und kann zur Reife entfaltet werden. Die Sensibilität wird dann problematisch, wenn in der Jugend und im frühen Erwachsenenalter die Persönlichkeitsentwicklung nicht vorangeht und der Sensible in der unreifen Form der Sensibilität stecken bleibt. Das heißt, er entwickelt den Zugang zu seiner Grobheit nicht und kann diese auch nicht kultivieren. Ebenso kultiviert er auch seine sensible Veranlagung zur reifen Sensibilitätsform nicht.

Entwickelt der Sensible seine Ich-Stärke und Abgrenzungskraft, so kann er seine Sensibilität bewußter leben und entfalten, ohne gesundheitliche Schäden zu erleiden. Die konkrete Umsetzung der Sensibilität im Leben kann beispielsweise folgende Formen annehmen:

a) Soziale Betätigung
Die Einfühlung und das Eingehen auf das Du sind gute Voraussetzung für zwischenmenschliche Kontakte und für sozial-helfende Berufe. In diesen Berufen kann das gute Gespür für die anderen Menschen eingesetzt werden. Ohne genügende Abgrenzung besteht in den helfenden Berufen jedoch die Gefahr von Überforderung und Verausgabung. Es handelt sich um das sogenannte Burnout-Syndrom (Ausgebrannt-Sein). Die Selbstachtung und Abgrenzungsfähigkeit hilft, dies zu vermeiden und das eigentliche Ziel der

sensiblen Energie: «Durch Dienst am Du das Ego zu relativieren und zum eigenen tieferen Selbst zu kommen» zu erreichen.

b) Selbstfindung
Die sensible Fähigkeit kann zeitweise dem Du entzogen und dem eigenen Ich zugewandt werden. So wird Sensibilität für sich selbst entfaltet und bewußte Selbstwahrnehmung und Selbsterkenntnis möglich. Es bedeutet, sich selbst nahe zu sein, sich zu erkennen, sich anzunehmen und zu mögen, Belastungsgrenzen zu erkennen und zu achten. Es bedeutet weiter, sich selbst zu spüren, die innere Stimme wahrzunehmen und in Einklang mit ihr sich zu ändern und das vorhandene Entwicklungspotential zu entfalten. Das heißt, durch das gesunde Ich zum tieferen Selbst zu kommen und so schließlich das Ich zu relativieren. Unter «Selbst» wird hier im Sinne von C. G. Jung eine das Ich enthaltende und übersteigende Ganzheit des Menschen, inklusive spirituelle Anteile, verstanden.

c) Ganzwerdung
Die schrittweise Entfaltung der reifen Sensibilität führt zu dem tieferen Selbst und leitet die höhere psychische Entwicklung des Sensiblen ein. Ihr letztes Ziel ist, den Menschen zu einem milden, mitfühlenden, affektarmen und schließlich selbstlosen Wesen werden zu lassen. Diese Eigenschaften sind die verborgene Qualität des sensiblen Menschen. Damit sie echt sein können, muß die unreife Sensibilität durch die Kräfte der Grobheit ihrer Naivität entledigt werden. Es muß ein gesundes Ich aufgebaut werden. Dabei werden die aggressiv-archaischen Kräfte bewußt gemacht und kultiviert. So wird ihre Energie kontrollierbar und als Lebenskraft nutzbar. Die Gegensätze Sensibilität und Grobheit ergänzen sich nun zu einer Ganzheit. Es entfalten sich entsprechende Eigenschaften wie milde Direktheit, einfühlsame und tolerante Geradlinigkeit.

Die Erfahrung der gegensätzlichen Eigenschaften in sich und die bewußte Auseinandersetzung mit dem Archaisch-Groben bedeutet also nicht, mit dieser Kraft identisch zu werden und sie unreflektiert auszuleben. Es bedeutet, sie zuzulassen, zu erkennen und zu formen.

Die reife Sensibilität und der Zugang zu den tieferen Inhalten des Lebens gehören traditionell zur sogenannten zweiten Lebenshälfte. Damit ist gemeint, daß zunächst die Inhalte der ersten Lebenshälfte wie Selbständigkeit,

Selbstsicherheit, Standhaftigkeit, Selbstbehauptung und damit die Lebensfähigkeit überhaupt entwickelt sein müssen. Es soll also zunächst die Ich-Stärke entwickelt werden. Also jene Kraft, die zur gelassenen Bewältigung der äußeren Realität inklusive soziale Situationen dient. Die persönliche Ich-Kraft ist nicht nur bei der Bewältigung der äußeren Realität, sondern auch bei der Bewältigung der inneren psychischen Probleme einzusetzen.

Die Ich-Stärke bringt Eigenschaften hervor, die zur Reifung der Persönlichkeit an den Anfang des Erwachsenenalters gehören, jedoch bei vielen Sensiblen bis in die zweite Lebenshälfte unterentwickelt bleiben. Das war zum Beispiel bei einer 50 Jahre alten Neurodermitikerin der Fall. Sie war seit der Kindheit sensibel und scheu, hat sich bei Kontakten immer zurückgenommen. Sie lebte passiv-zurückhaltend, in sozialen Situationen schaute sie nur zu, brachte sich nicht ein, lebte ihre Regungen nicht aus und drückte sich nicht aus. Sie fühlte sich immer zu schwach in Kontakten und Beziehungen, sie konnte nicht sich selbst sein und ging Unstimmigkeiten, Probleme und Konflikte nicht an. In ihrem jetzigen Alter wird in ihr das Gefühl, am Leben vorbeigegangen zu sein, immer deutlicher und bewußter.

Die zu ausgeprägte Sensibilität und die fehlende Abgrenzung erzeugt Unruhe, Spannungen und Probleme bei der Alltagsbewältigung. Sie können bei stark introvertierten Sensiblen sogar zu einer gewissen Lebensunfähigkeit führen. Für sie wird die Bewältigung des äußeren Lebens zu streßiger Anstrengung und gelingt trotzdem nur schlecht. Insbesondere wenn sich die Sensibilität mit Idealismus und Gerechtigkeitsschwärmerei verbindet, wird die rauhe Wirklichkeit des Lebens kaum ausgehalten oder bewältigt. Solange der Sensible seine Ich-Stärke nicht entwickelt, wird er von jedem machtorientierten Realisten leicht verunsichert und schachmatt gesetzt. Der Sensible muß lernen zu erkennen, daß die irdische Realität von der grob-machtvollen Energie wesentlich geprägt und bestimmt wird. Er kann seine sensibel-idealistische Haltung in der Welt vor allem erst dann ausbreiten und leben, wenn er nicht mehr zum leichten Opfer der Machtmenschen wird, sondern mit den groben Abgrenzungs- und Selbstsicherheitsenergien umgehen kann.

Ausgesprochene Sensibilität kombiniert mit künstlerischen oder esoterischen Neigungen führt zu ungenügender Entfaltung des Bezuges zum eigenen Körper und zur äußeren Realität. Im äußersten Fall führt es bis zur Lebensuntüchtigkeit. So wird die Alltagsmühe, Disziplin, Strukturierung des

Lebens, Willenskraft und die Selbstbemeisterung verabscheut. Bei esoterisch-religiösen Sensiblen kann die Schwächung des eigenen Ich sogar gesucht werden. In diesem Fall wird kaum etwas gezielt und willentlich und in eigener Verantwortung angegangen, sondern eher auf Meinungen von Guru-Autoritäten verwiesen oder gar Lebensgeschehen als vom Jenseits gesteuert betrachtet. Durch die Überbetonung der übersinnlichen Dimension wird das eigene Ich, die Eigenverantwortlichkeit geschwächt oder gar verhindert. Hier ist die Entfaltung der Körperwahrnehmung, des Bezuges zur materiellen Realität, zur Willens- und Entscheidungskraft wichtig. Sie muß zunächst oder gleichzeitig mit der Spiritualität entwickelt werden. Wir können mit dem folgenden Sinnbild des Baumes die Entwicklung des Menschen veranschaulichen.

Sinnbild:
Ein Baum wächst nicht nur in die Höhe und Breite. Er muß zugleich auch in die Erde hinein wachsen, feste Wurzeln und einen starken Stamm entfalten, um die Krone halten zu können.

Das letzte Entwicklungsziel des Sensiblen ist also nicht die Entfaltung der Ich-Stärke und der Abgrenzung, sondern der reifen Sensibilität. Dies geschieht durch die Auseinandersetzung mit den groben Kräften der Psyche und durch den Aufbau der Ich-Stärke. So wird es möglich, zugleich den Zugang zu sich selbst und so zum tieferen Selbst unter Erhalt des psychischen Gleichgewichts zu erlangen. Es entsteht eine psychische Ganzheit, in der sich die Gegensätze versöhnen und ergänzen. Der Sensible ist sensibel und stark zugleich. Es besteht keine scheinbare äußere Harmonie, die zu Konfliktvermeidung und Verdrängungen führt, sondern jene Harmonie, die eine echte innere Harmonie ist. Aus dieser heraus kann auf der äußeren Ebene und in Kontakten je nach Situation und Bedarf entweder die sensible Fähigkeit oder die Abgrenzung eingesetzt werden.

Zusammenfassend können wir das Zusammenwirken der entgegengesetzten Kräfte, der Sensibilität und der Grobheit, beim Reifungsprozeß des Menschen grafisch folgendermaßen darstellen:

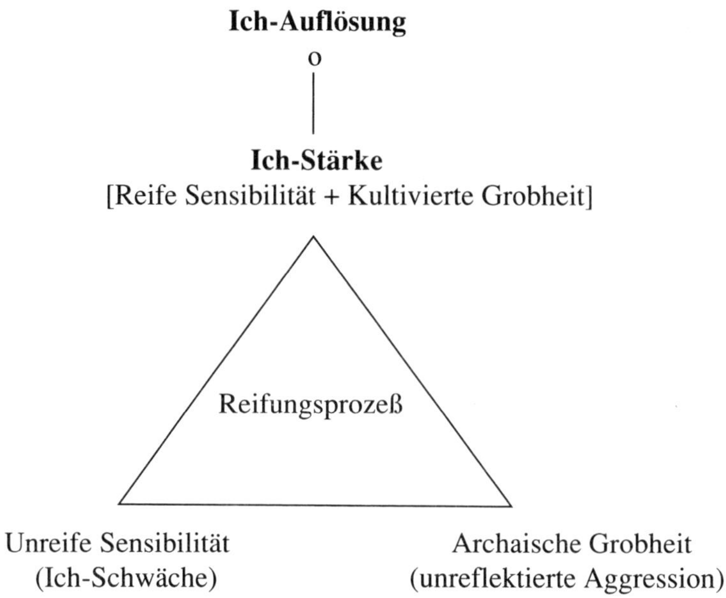

2. 4. 4. Übungen

Reflexionsübungen:

1. Wie lebten Sie in Ihrer Kindheit Ihre Aggressionen aus? Inwiefern waren Sie ruhig, brav, zurückhaltend, ängstlich?

2. Wie ist Ihre Pubertät verlaufen? Inwiefern agierten Sie in der Pubertät Ihre aggressive und abgrenzende Energien als Widerstand und Rebellion aus?

3. Haben Sie eingehend darüber reflektiert, wie gut Sie äußerlich und innerlich von Ihren Eltern abgelöst sind? Gibt es gewisse Abhängigkeiten? Bei Bedarf besprechen Sie dieses Thema mit jemandem, dem sie vertrauen.

4. Wie ist es, wenn sie länger allein sind? Haben Sie Ängste, bestimmte Menschen zu verlieren und so einsam und verlassen auf der Welt zu sein? Wenn ja, machen Sie es sich voll bewußt und befassen Sie sich mit der Veränderungsübung Nr. 5.

5. Beschäftigt Sie manchmal die Vorstellung, der Mensch, die Natur bestehe aus mehr, als die klassische Naturwissenschaft bisher erkennen und messen konnte?

6. In welchen Situationen sind sie sensibel und möchten es aber nicht sein?

....

....

Veränderungsübungen:

1. Entspannen Sie sich und meditieren Sie:
«Ich kann mich jederzeit und immer weiterentwickeln, Veränderungen realisieren!»

2. Nehmen Sie Ihre Sensibilität an:
«Ich bin stolz, so sensibel zu sein»

3. Nehmen Sie Ihre archaische Seite an:
«Ich bin stolz, Wut, Ärger, Sexualität und Kampflust zu empfinden und spontan zu reagieren»

4. Nehmen Sie sich Zeit für sich selbst. Entspannen Sie sich. Lenken Sie Ihre Sensibilität zu sich. Kommen Sie in Kontakt mit Ihrem Körper und Ihren inneren Impulsen. Beachten Sie Ihre momentanen Körperempfindungen, Gefühle, Wünsche, Intuitionen, und nehmen Sie diese Zustände voll an. Verweilen Sie mit Ihrer Aufmerksamkeit bei diesen Zuständen, und lieben Sie alles, was Sie in Ihnen finden, auch das Negative. Alle diese Impulse sind von Bedeutung, sie verfolgen einen Zweck. Versuchen Sie dann, die Nützlichkeit dieser Impulse zu erkennen.

Der Kontakt zu den inneren Zuständen und insbesondere ihre Annahme baut Ängste ab und die Selbstachtung auf.

5. Entspannen Sie sich und meditieren Sie konzentriert die Inhalte folgender Sätze:

- *«Ich bin ich»*
- *«Ich finde mich selbst»*
- *«Ich werde mich selbst»*
- *«Ich gehe meinen Weg»*
- *«Ich vertraue meinen Kräften»*
- *«Ich lasse meine Kraft zu»*
- *«Meine Ich-Kräfte entfalten sich immer mehr»*
- *«Ich entfalte mein tieferes Selbst»*
- *«Mein Ich erweitert sich, es wird weich und bleibt kräftig»*
- *«Ich gebe in meditativen Zuständen mein Ich voll auf»*

Wählen Sie jenen Satz aus, mit dem Sie im Moment am besten arbeiten können, oder bilden Sie sich einen eigenen, Ihnen gut zusagenden. Befassen sie sich mit ihm, und meditieren Sie ihn täglich. Wichtig ist es, den Satz nicht nur auf der Kopfebene zu bewegen, sondern ihn innerlich auswirken, resonieren zu lassen, bis er langsam dem ganzen Körper vertraut wird.

3. Abgrenzung

Die Abgrenzungsfähigkeit schützt den Sensiblen und verschafft ihm Raum für Selbstzuwendung.

In den vorangegangenen Kapiteln wurde deutlich, daß der Sensible beginnen muß, das Fehlende, die Ich-Kraft und die Abgrenzungsfähigkeit zu entfalten. So kann er viele unnötige, krankmachende Spannungen abbauen, sich psychisch festigen und harmonisieren. Die nachstehenden Kapitel nehmen sich dieser Aufgabe an.

In diesen Kapiteln geht es darum, die Bedeutung der psychischen Abgrenzung in dem psychischen Gesamtgefüge bewußt zu machen und einige psychotherapeutische Möglichkeiten zum Aufbau der Abgrenzungsfähigkeiten anzubieten oder zumindest anzudeuten.

Das Ziel der Abgrenzung ist erstens der Schutz vor Selbstverlust, Verausgabung und Überforderung. Zweitens geht es darum, über die Abgrenzung Zeit für sich selbst und so für die eigene psychische Entwicklung zu gewinnen. Die Selbstreflexion und Selbsterkenntnis erfordern Zeit. So geschieht jedoch die Öffnung nach Innen und die Entfaltung der Eigenentwicklung. Diese ermöglicht schließlich eine neue Offenheit nach außen.

Die Abgrenzung ist eine psychische Funktion des Ego. Sie hat also in irgendeiner Form immer mit Ich- und Selbstzentrierung zu tun. Das heißt, über das Behalten des Eigenen, die Stärkung des Eigenen und über den Ausdruck des Eigenen entsteht die psychische Abgrenzung. Die Abgrenzung kann demnach mehrere Formen annehmen. Beim Aufbau der Abgrenzungsfähigkeiten können verschiedene Ansätze angewandt werden. Nachstehend werden im Überblick fünf Abgrenzungs- und Zentrierungsgrundprinzipien vorgestellt.

❒ ***Bei sich selbst bleiben***
Das bedeutet, sich anzugewöhnen, in der Ruhe der eigenen Mitte zentriert zu bleiben. Dank dieser Verbindung zu uns selbst können wir die eigene Stärke behalten oder sie bei Bedarf intensivieren. Das Ziel ist auch, in Kontakten die Verbindung zur eigenen Mitte zu behalten.

❐ ***Zu sich selbst zurückkommen***
Die in Kontakten sich automatisch nach außen verlagernde Aufmerksamkeit wird bewußt in sich zurückgezogen. So wird die Aufnahme der fremden Inhalte geschwächt und die eigene Mitte energetisch gestärkt. Zugleich wird es möglich, mit sich selbst sensibel umzugehen.

❐ ***Selbstausdruck stärken***
Selbstausdruck stärken heißt, eigene Zustände, Bedürfnisse, Emotionen und Meinungen als wichtig und wertvoll einzustufen und zum Ausdruck zu bringen; folglich auch eigene Ängste und Schwächen auszudrücken und zu ihnen zu stehen. Die Abgrenzung über die Stärkung des Ausdrucks äußert sich zum Beispiel als sich wehren: «Nein» sagen.

❐ ***Eigene Stärke aktivieren***
Bei dieser Aktivierung sind grundsätzlich zwei Wege möglich:
- Durch Entspannungsübungen, Körper- und Atemübungen im körperlichen Ich-Raum (Bauch) Energie aktivieren.
- Durch das Zulassen und Kultivieren aggressiver emotionalen Regungen lernen, diesen ihre Kraftkomponente bewußt abzugewinnen. Dieser Ansatz ist vor allem dann empfehlenswert, wenn aggressive Regungen verdrängt oder angestaut werden.[1]

❐ ***Ichschwächende Gewohnheiten abbauen***
Hier handelt es sich um automatisierte Denk- und Verhaltensgewohnheiten, die einem automatisch in die sensible Schwäche herabziehen. Durch ihren Abbau werden die in den Gewohnheiten gebundenen Energien dem Ich zur Verfügung gestellt.

❐ ***Individualität aufbauen***
Unter Individualität aufbauen versteht man, sich selbst als einmaliges Wesen zu erkennen und anzunehmen, die eigene Individualität nach außen vertreten, aber auch die Eigenart der anderen annehmen.
Die meisten dieser Techniken werden in den folgenden Kapiteln dargestellt. Zunächst sollen noch einige grundsätzliche Bemerkungen zur Abgrenzung angeführt werden.

[1] Das genaue Vorgehen bei der Kultivierung wird in dem nachfolgend erscheinenden Buch «P. Prochazka: Umgang mit Emotionen» behandelt.

Abgrenzungsfähigkeit hängt mit Ich-Stärke und Selbstsicherheit zusammen. Die Ich-Stärke ist jene Kraft, die nach außen wirkt. Ihre Energie kann als Angriffskraft oder als Gegenkraft eingesetzt werden. Ich-Stärke als Angriffskraft bedeutet, auf andere im eigenen Sinne einzuwirken. Somit werden äußere Gegebenheiten oder Gewohnheiten verändert, neue Situationen und Verhältnisse geschaffen. Das Wirkungsspektrum der Angriffskraft erstreckt sich von einfacher suggestiver Einwirkung auf den anderen bis zur Manipulation und zum Machtmißbrauch. Ich-Stärke als Gegenkraft bedeutet erstens, die Einflüsse der Umwelt auszuhalten, ihnen gegenüber standzuhalten, also nicht zu fliehen. Das heißt zum Beispiel, Meinungsverschiedenheiten stehen zu lassen. Zweitens bedeutet die Gegenkraft, gegen Angriffe zu wirken, also aus der Standhaftigkeit heraus die eigene Meinungen zu vertreten, sich zu wehren, kämpfen.

Die Ich-Stärke hat im Rahmen der sensiblen Persönlichkeit letztlich nicht zum Ziel, andere Menschen anzugreifen, zu beherrschen oder zu manipulieren. Sie soll Abgrenzungsfähigkeit und Selbstsicherheit gewährleisten, um Mißbrauch durch andere zu vermeiden und um Zeit und Energie für sich selbst und die Entfaltung eigener Anlagen zu gewinnen. Die Ich-Stärke soll also das Übermaß an Sensibilität abbauen.

Die vorangegangenen Kapitel über die Sensibilität ermöglichten Ihnen eine Einsicht in die eigene Problematik und die Feststellung, wie es um Ihre Ich-Stärke steht. Stufen Sie diese als zu wenig entfaltet ein, stehen Sie nun vor dem Entscheid, Ihr Ich zu stärken oder es in der bisherigen Ausprägung zu akzeptieren. Wenn Sie sich für die Stärkung entscheiden, können Sie mit dem Aufbau der Ich-Stärke beginnen.

Sinnbilder:

1. Ich lege mir ein dickeres Fell zu, um meine dünne Haut zu schützen.

2. Ich werde ein fester, standhafter Baum. Solch ein Baum kann in der Landschaft nicht übersehen werden. Sein fester Stamm und seine guten Wurzeln garantieren auch dann Halt, wenn die sensiblen Außenäste und Blätter mit dem Windzug mitgehen.

Reflexionsübung:

Als Einstieg in den Ich-Aufbau können Sie die nachfolgende Sätze innerlich anschauen und spüren, wie vertraut oder fremd Ihnen ihre Inhalte sind. Je fremder diese Inhalte Ihrem Innern sind, um so wichtiger ist die Auseinandersetzung mit Ihrem Ich und seinem Aufbau.

> *«Ich bin ganz bei mir»*
> *«Ich bin mich selbst»*
> *«Ich bin stark»*
> *«Ich bin wichtig»*
> *«Ich mag mich»*
> *«Ich äußere meine Meinung»*

3. 1. Abgrenzung und Egoismus

Der gesunde Egoismus ist für das eigene psychische und das zwischenmenschliche Gleichgewicht notwendig.

Die Abgrenzung ist ein psychischer Vorgang des Ich. Aus diesem Grund, und weil die Bedeutung des Ich und seine psychische Funktion in unserer Gesellschaft eher unbekannt ist, wollen wir das Ich, das Ego, den Egoismus genauer ansehen. Aufgrund der religiösen und philosophischen Entwicklung in unserem Kulturkreis wurde das Ich über das Wort Egoismus einseitig negativ bewertet. Es handelt sich um normhafte Klischee-Vorstellungen, welche das kollektive Bewußtsein beherrschen, und deshalb soll in diesem Kapitel das Thema des Egoismus differenziert dargestellt werden.

Zu unseren kollektiven Normvorstellungen gehört es, jene Menschen, die auf andere eingehen, ihnen helfen und sich aufopfern, automatisch positiv zu bewerten. Die Hilfsbereitschaft, Aufopferung, das Engagement eines solchen Menschen wird hochgejubelt, und es wird nicht darüber reflektiert, welche negativen Auswirkungen seine Einstellung und Lebensart haben könnte. Es wird also nicht geprüft, wie gut er sie verkraftet, wie er mit seinen eigenen Bedürfnissen umgeht und wie er seine Persönlichkeit entfaltet. Bei diesen Punkten spielt nämlich die Funktion des Ego eine wesentliche Rolle.

Die wenigsten Menschen sind so weit entwickelt, daß sie echte Altruisten sein können. Bei den meisten sogenannten Altruisten handelt es sich eher um eine pervertierte Form des Altruismus, bei der das Ich unbewußt doch zuschlägt. Die ichhaften Bedürfnisse schlagen entweder indirekt gegen die andern oder gegen die eigene Person zu. Dies ist der Fall beim Sensiblen, der wegen seiner Ich-Schwäche entwicklungsmäßig bei der unreifen Sensibilität steckenbleibt. Die indirekte egoistische Einflußnahme auf die anderen können wir zum Beispiel gut bei der überfürsorglichen Mutter beobachten. Solch eine Mutter versucht, für ihre Kindern auch noch im Erwachsenenalter «das Beste zu tun». Sie hat zumeist weder Hobbys noch bestimmte Interessen, kaum Freunde und ist nur für ihre Kinder da. Sie ist bereit, für ihre Kinder alles zu tun und opfert sich auf. Sie meint, kein Ego zu haben, da sie nie an sich selbst denkt. Effektiv dominiert und tyrannisiert sie ihre Kinder. Sie hindert ihre Entwicklung zur Eigenständigkeit. Ihr Tun für ihre Kinder ist ihr Weg, ihrem Leben einen Sinn zu geben, und sie sieht nicht, wie sie ihre Kinder für sich psychisch mißbraucht. Sie merkt nicht, wie ihr Ego von hinten zuschlägt und die anderen psychisch ausbeutet.

Die scheinbar Selbstlosen sind immer wieder auch in den verschiedensten karitativen Insitutionen – inklusive der Kirche – zu finden. Sie sind von den echten Selbstlosen, welche die höchsten Stufen der menschlichen Entwicklung und einer spirituellen Selbstverwirklichung erreicht haben, zu unterscheiden.

Das Wort Egoismus ist in unserer kollektiven Auffassung zu negativ beladen. Automatisch assoziieren wir dieses Wort mit etwas Schlechtem, Unerwünschtem und Destruktivem. Der Begriff des gesunden Egoismus ist kaum bekannt, und seine Inhalte werden irrtümlicherweise negativ eingestuft. Vom Sprachlichen her heißt Ego nichts anderes als Ich. Ein Ich zu haben, ist psychisch äußerst notwendig. Bei den schwersten psychischen Störungen, den Psychosen, ist das Ich zerstört oder gespalten. Zur psychischen Gesundheit gehört also ein starkes und gesundes Ich.

3. 1. 1. Der destruktive Egoismus

Was die Umgangssprache mit dem Wort Egoismus oder Egoist meint, ist der destruktive Egoismus. Bei diesem wird das Ich überbetont, die eigene Bedeutung und die eigenen Bedürfnisse werden immer denen der anderen Menschen vorangestellt. Es wird also keine Rücksicht auf die Interessen und Bedürfnisse der anderen genommen. Man läßt sich es auf deren Kosten gut gehen. Ein destruktiver Egoist ist nur auf eigene Vorteile bedacht, und zwar so, daß er zugleich den anderen schadet. Das heißt, er nützt die anderen gewissenlos, skrupellos und hemmungslos aus, bereichert sich oder verschafft sich auf Kosten der anderen Vorteile. Es wird also jedes Mittel eingesetzt, um eigene Ziele zu erreichen. Der destruktive Egoist setzt sich ohne Rücksicht auf die anderen durch. Ein solcher Mensch wird zum Täter, der Opfer sucht, um sie auszunützen.

Eine mildere Form des Täters ist der Sieger. Er lebt destruktiven Egoismus, wenn er unfaire Konkurrenz- und Leistungskämpfe praktiziert. Was bisweilen im Wirtschaftsleben und in anderen Bereichen unseres sozialen Lebens vorkommt. Sich nur dann gut fühlen zu können, wenn andere besiegt oder ausgeschaltet sind, ist keine echte oder gesunde Stärke. Trotzdem ist der destruktive Egoist nicht nur ein sinnloser Schädling. Er gibt durch sein Verhalten den anderen die Möglichkeit und den Anlaß, ihre Schwächen, zum Beispiel die Ich-Schwäche, zu erkennen und dann Stärken aufzubauen.

Der destruktive Egoismus wirkt sich nicht nur auf der materiellen Ebene, sondern häufig auch auf der psychischen und zwischenmenschlichen Ebene aus. Hierbei spricht man von Selbstherrlichkeit, Dominanz und Machtstreben. Zugunsten der Verherrlichung der eigenen Größe werden die andern abgewertet, mißachtet oder psychisch ausgebeutet. Bei dieser Haltung können keine echten und partnerschaftlichen Beziehungsformen entstehen.

Dem destruktiven Egoisten fehlt die Sensibilität für die psychischen Abläufe im anderen Menschen. Er fühlt sich nicht ein, will keine anderen Bedürfnisse und Vorstellungen als seine eigenen gelten lassen. Er zentriert seine Energie nur in seinem Ich. Für ihn ist es selbstverständlich, stets bei sich selbst zu sein. Er weiß genau, was er will. Er grenzt sich gut, zu gut ab. Die Probleme, Zustände, das Leiden der anderen berühren ihn nicht. Wenn ihm die Sensibilität für den andern ganz abhanden geht, steigert er sich in den rechthaberischen und sturen Egozentrismus. Es entsteht eine Verhärtung seines Ich.

Vollständigkeitshalber soll noch das aufgeblähte Ich angesprochen werden. Es ist im Zusammenhang mit der narzißtischen Störung bekannt. Bei dieser steht die Sehnsucht nach Beachtung, Anerkennung und Liebe im Mittelpunkt und führt oft zum Streben nach Erfolg, Macht und Glanz. Dazu kann unter Umständen jedes Mittel gut sein. Ein Narzißt münzt seine Sehnsucht nach Liebe in übertriebene Selbstliebe und Vorstellungen über die eigene Größe um. Er will sich selbst und der Umwelt stets beweisen, wie großartig und den andern überlegen er ist. Deswegen scheut er es nicht, die anderen abzuwerten. Die Selbstdarstellung betreibt er gern spektakulär, so lenkt die Aufmerksamkeit der Umgebung auf sich. Die Größenvorstellungen und Größendarstellungen sind ein Ausgleich für das unsichere Selbstempfinden. Anstelle des gesunden Ich steht ein großartiges Ich.

3. 1. 2. Der fehlende Egoismus

Das Gegenstück zum destruktiven Egoismus ist der fehlende Egoismus. Hier ist das Ich zu schwach. Die eigene Bedeutung wird zu niedrig eingestuft. Ebenso wird die Befriedigung eigener Bedürfnisse hintangestellt. Die Bereitschaft, den anderen immer recht zu geben, nachzugeben, sich aufzuopfern, anzupassen, es allen recht machen zu wollen, ist groß. Es wird also mehr gegeben, als man bekommt, und die anderen können von dem Ich-Schwachen leicht profitieren. Die psychische Energie wird zu stark bei den anderen zentriert, und die unterentwickelte, unbefriedigte Selbstachtung und die ungelebten Bedürfnisse lauern im Hintergrund. Bleiben das Ich und seine Bedürfnisse ganz verdrängt, entstehen im Laufe der Zeit psychische oder psychosomatischen Störungen. Hier wird deutlich, daß wir den fehlenden Egoismus in Verbindung mit der oben beschriebene Übersensibilität in Zusammenhang bringen können.

Eine psychische Störung tritt ein, wenn sich die «nicht-egoistische» Haltung hin bis zum Pseudo-Altruismus, der heuchlerischen Nächstenliebe, steigert. In diesem Fall identifiziert sich das Bewußtsein des Betroffenen nur mit der lieben und sensiblen Seite der eigenen Persönlichkeit. Die aggressiven und ich-haften Impulse werden dabei nur indirekt oder unbewußt gelebt. Sie werden schließlich gegen die anderen eingesetzt. Der Volksmund spricht in diesem Zusammenhang vom «Wolf im Schafspelz». In diesem Fall muß es nicht zu psychosomatischen Störungen kommen, weil die ich-hafte Energie ihre Umsetzung findet.

Ein Mensch mit schwachem Ich gerät in Beziehungen und sozialen Situationen in Unsicherheit oder gar in die Opferrolle. Er kann und wird von Menschen mit destruktivem Ego und Machtgelüsten leicht unterworfen und ausgenützt. Von den meisten Menschen kann die Opfer- und Ohnmachtshaltung nicht akzeptiert werden. Es entstehen innere Wutreaktionen und Spannungen.

Bei der Opferrolle wirkt das innere Macht-Ohnmacht-Muster. Dieses bewirkt, daß sich der ich-schwache Mensch automatisch mit der Rolle des Opfers identifiziert. In Kontakten mit Unbekannten oder stärkeren Personen empfindet er schnell, der Schwächere zu sein. Unbewußt bietet er dem anderen die Rolle des Mächtigen, Starken und Handelnden an. Zugleich wird in ihm die letztlich auf die Stärkung des Ich bedachte Wut aktiviert. Die Wut kann jedoch nicht konstruktiv umgesetzt werden, und die Ohnmachtsgefühle flüstern dem Bewußtsein ein «Der andere beeinflußt, bestimmt, manipuliert mich so stark». Ergreift das Gegenüber die Rolle des Starken auch real, so werden diese Gefühle im Schwachen verstärkt. Die Intensivierung kann sich bis zu dem Gefühl mißbraucht, ausgenützt, ausgebeutet werden steigern. Der Schwache erlebt wieder einmal mehr die Bestätigung dafür, daß ihn die anderen fertig machen. Er merkt nicht, wie er sich selbst in diese Rolle versetzt. Es ist ihm nicht bewußt, daß er selbst sein Empfinden erzeugt. Er meint, seinem Gefühl ausgeliefert zu sein beruhe nur auf der Bosheit der anderen.

Es fehlt ihm jedoch das gesunde Ich. Dieses würde ihm das autonome Ruhen in sich selbst ermöglichen und gäbe ihm auch die Stärke zur Abgrenzung und Durchsetzung. Die Ich-Schwäche erzeugt innere Labilität, die durch Machtgehabe des Anderen Ängste und Zerbrechlichkeit aktiviert und unreelle Gefahrenphantasien erzeugt. Das Gegenüber, wie immer es sich verhält, erscheint darum so gefährlich, weil ihm keine eigene Kraft entgegengesetzt werden kann. Der Schutz und die Abgrenzung über die psychische Stärke fehlt. Die entstehende aggressive Reaktion ist der instinktive Versuch, das Ich zu stärken.

Manche Menschen mit schwachem Ego machen aus ihrer Schwäche eine Tugend und deklarieren sie als Nächstenliebe und Hilfsbereitschaft. Sie wollen nicht erkennen, daß sie sich aus Angst an die anderen anpassen und so ihr schwaches Ich schützen. Die Angst hat mit dem Ich zu tun, das sich aus Schwäche verschließt, statt sich der Welt und den Menschen zu öffnen oder zu zeigen. In dem Zusammenhang werden die eigenen gesunden Ego-Impulse aufgrund des Helferklischees «Es anderen recht machen ist wichtiger, als auf sich selbst zu hören» für falsch und inakzeptabel erklärt. Bei einer solchen Grundeinstellung fällt jede Bewertung von außen wie «Du bist aber egoistisch!» auf einen fruchtbaren Boden, aus dem Unsicherheit, Zerrissenheit, Selbstvorwürfe wuchern. Ein Mensch, der sein Ego voll akzeptiert, kann an diesem Punkt nicht angegriffen und verletzt werden.

3. 1. 3. Der gesunde Egoismus

Der gesunde Egoismus zeichnet sich durch ein flexibles Ego aus. Das gesunde Ich achtet auf die Befriedigung der persönlichen Bedürfnisse, berücksichtigt aber auch die Befriedigung der Bedürfnisse der Mitmenschen. Solch ein gesunder Egoist kann es sich, ohne ein schlechtes Gewissen zu haben, gut gehen lassen. Er kann aber danach auch für die andern da sein, sich engagieren und auch bewußt auf die Eigenbefriedigung zu Gunsten der andern verzichten. Es besteht ein flexibles Gleichgewicht zwischen Geben und Nehmen, zwischen Befriedigung und Verzicht. Er ist offen eigenen Bedürfnissen und Gefühlen gegenüber, ist aber auch offen für Bedürfnisse und Zustände der anderen. Er will bekommen, gibt aber auch, achtet sich selbst und auch die anderen. Er kann sich durchsetzen und wehren, eigene Standpunkte darstellen, übt aber auch Rücksicht und Toleranz gegenüber den anderen. Er muß nicht auftrumpfen, braucht aber auch nicht zu bescheiden zu sein. Das gesunde Ich muß sich nicht über die andern erhöhen, aber auch nicht den andern abwerten. Sein Träger muß nicht besser als die andern sein, aber auch nicht schlechter.

Den gesunden Egoismus können wir auch als Ich-Stärke und als reifes oder erwachsenes Ich bezeichnen. Ein Mensch mit einem erwachsenen Ich kann sich als Individuum erleben und Verantwortung für sich, seine eigene Gesundheit, seine Handlungen und so weiter übernehmen. Um die Verantwortung für uns übernehmen zu können, müssen wir die Fähigkeit zur Abgrenzung besitzen. Wir müssen unterscheiden können, wo unsere eigene Verantwortung aufhört und wo die des andern beginnt. Die Abgrenzung ermöglicht uns, die eigenen und fremden individuellen Unterschiede zu akzeptieren und zu berücksichtigen.

Zu dem gesunden Egoismus gehört Selbstliebe und ein gutes Selbstwertgefühl. Wer sich selbst nicht lieben kann, kann auch den Nächsten nicht lieben oder ihn nur verschlingend-symbiotisch lieben. Ein Mensch mit gesundem Ego weiß, was er für sich selbst und die eigene Entwicklung braucht, er spürt seine Leistungs- und Belastungsgrenzen, hat einen guten Zugang zu sich selbst zu seinem Körper und seiner Psyche, also auch zu eigenen Emotionen und Intuitionen. Er setzt sein starkes Ich auch in der Auseinandersetzung mit sich selbst und den eigenen Schwächen ein. Seine Stärke zeigt sich daran, daß er auch zu eigenen Schwächen stehen und mit ihnen kämpfen kann. Er muß sich selbst und den anderen nichts vormachen.

Ein Mensch mit gesundem Ego muß weder Opfer noch Täter werden. Er läßt sich von anderen weder manipulieren, noch für die Zwecke der andern mißbrauchen. Er ist weder unterlegen noch überlegen. Er ist, je nach Situation, sensibel und einfühlend oder stark und sich abgrenzend. Das starke, gesunde Ich ist insbesondere dann notwendig, wenn man sich mit den tieferen Schichten des Unbewußten auseinandersetzen will. Leider sind es oft Menschen mit einem schwachen Ich, die sich mit spirituellen oder esoterischen Aspekten der Psyche befassen, ohne zu wissen, welchen Gefahren sie sich bei ungenügender Ich-Stärke aussetzen, und daß sie vor der für sie so schwer zu bewältigenden Realität fliehen. Das Ich wird an der Auseinandersetzung mit der äußeren Realität, zum Beispiel durch bewußtes Lernen des selbstsicheren Umgangs mit anderen Menschen, gestärkt.

Das gesunde Ich ist eine unabdingbare Bedingung für echte Kontakt- und Beziehungsfähigkeit. Oft wird gerade dieser Punkt falsch verstanden. Es besteht eine Angst vor dem eigenen Ego, weil phantasiert wird, man verliere so den Kontakt zum Du. Es wird angenommen, Kontakt bedeute die Selbstaufgabe oder ein ständiges harmonisches Miteinander. Solcher Kontakt ist zu einseitig, unecht und zumeist langweilig, weil er auf Überanpassung und Profillosigkeit oder gar Schmeichelei und Heuchelei hinausläuft. Dabei fehlt Offenheit und Direktheit, und die falsche Rücksichtnahme führt schnell zu Unklarheiten, Mißverständnissen und Verdrängungen. Der Überanpasser mag für ein Du mit destruktiv-überhöhtem Ego angenehm sein, obwohl dadurch auch für diesen keine echte Beziehung entsteht. Für Menschen mit einem relativ gesunden Ich ist der Anpasser uninteressant, leblos und ohne Bezug.

Eine echte und lebendige Beziehung setzt ein gesundes Ego und Individualität auf beiden Seiten voraus. So kann die Annehmlichkeit der Gemeinsamkeit um die Verschiedenheit bereichert werden. Diese regt an und fordert heraus. Die Gleichschaltung führt dagegen zur Abstumpfung. In diesem Zusammenhang ist auch die Eigenwilligkeit positiv zu bewerten. Sie bedeutet, nach eigenen Grundsätzen und Einstellungen zu denken und zu handeln. So wird Selbstverantwortung, Identität und Individualität entwickelt. Diese bilden eine gute Basis sowohl für Klarheit in Kontakten und Beziehungen als auch für Toleranz gegenüber der Individualität des anderen. Die übertriebene Eigenwilligkeit führt zu destruktivem Egoismus.

Das gesunde Ego wählt oder formt eine Umgebung, die für die Entfaltung seines inneren Potentials förderlich ist. Wenn das Ich und das Bewußtsein im Sinne der eigener Bedürfnisse handelt und lebt, bedeutet es, daß das Denken und Handeln von Gefühlen getragen wird. So kann der Mensch als Ganzheit wirken und seinen vollen Einsatz im Leben geben, ohne sich zu streßen und sich fremd zu werden. Wenn das eigene Tun echt ist, aus dem Inneren kommt, gibt man, und man bekommt automatisch zurück. Denn das echte Tun ist ein innerpsychischer Ablauf, der das Erleben intensiviert, und diese Energetisierung wird als Bereicherung erlebt.

Ein sensibler Mensch mit schwachem Ich fühlt sich zu schnell als Egoist. Er erlebt das gesunde Ego bereits als destruktiven Egoismus. Dabei muß nicht immer nur seine Angst und Unsicherheit wirksam sein, sondern auch seine hohe Ethik, die jede Einflußnahme auf andere vermeiden will.

Für den Sensiblen ist bei dem Aufbau des gesunden Ich die Verbesserung aller Formen des Selbstausdrucks zentral. Dieser reicht von der Äußerung eigener Bedürfnisse, Meinungen und Emotionen bis zur Formulierung der eigenen Angst vor Stärke und Überlegenheit der anderen.

3. 1. 4. Die Relativierung des Ego

Wer gesundes Ego und Individualität entwickeln will, kann nicht stur sein Ego durchsetzen wollen. Dies kann eventuell nur in einer vorübergehenden Phase, zu Beginn der Entfaltung der Ich-Stärke und der Abgrenzungsfähigkeit, sinnvoll sein. Mit der Zeit ist zu lernen, von Situation zu Situation zu spüren, wann es sinnvoll ist, sich durchzusetzen und wann, sich anzupassen. Das Entscheidungskriterium ist die Auswirkung auf die Eigenentwicklung. Es ist also zu spüren, was den Entwicklungsfortschritt zurückwerfen könnte.

Das Ziel ist, egoistisch und selbstlos zu sein. So kann man sich selbst verwirklichen, ohne die anderen an ihrer Verwirklichung zu hindern. Das Ziel der Selbstverwirklichung ist nicht, wie fälschlicherweise oft angenommen wird, der Aufbau von destruktivem Egoismus, sondern die Entfaltung des innerpsychischen Potentials über die Selbstzuwendung. Dazu ist das gesunde Ego, das insbesondere zu Beginn des Erwachsenenalters, in der ersten Lebenshälfte, zu entfalten wäre, von zentraler Bedeutung. Wird die Selbstentfaltung konsequent verfolgt, so wird im Laufe der Zeit, im reifen Alter der zweiten Lebenshälfte, auch der Zugang zur spirituellen Dimension der Psyche, zu dem tieferen Sinn des Lebens gefunden. Dann wird unter Umständen die Relativierung des Ich bis zur echten Selbstaufgabe möglich. Auf dieser Entwicklungsebene bringt man nicht Opfer aus Unterwürfigkeit und Nicht-anders-Können, sondern bringt gewählte, sinnvolle Opfer und Hilfeleistungen. Nur wer sich mit sich selbst und seinem Ego echt auseinandersetzt, kann einen echten Beitrag an die Gemeinschaft leisten. Nur psychisch mündige Individuen können die Gemeinschaft konstruktiv unterstützen.

Das letzte psychotherapeutische oder entwicklungsmäßige Ziel ist also nicht Egoismus im landläufigen Sinn, sondern über das gesunde Ich zum Selbst zu kommen. Das Selbst ist eine psychische Größe, welche das Ich übersteigt und auch transpersonale psychische Bereiche beinhaltet und somit letztlich gesunde Relativierung des Ego ermöglicht. Wer von seiner charakterlichen Neigung her sensibel, scheu, unsicher ist und dann ein gesundes Ich aufbaut, erlangt Autonomie, Selbstsicherheit und Selbstzufriedenheit. Er kann leicht auf destruktiven Egoismus, Macht und destruktiven Wettbewerb verzichten. Er ruht in sich, fühlt sich wertvoll und kann sich den höheren Werten des menschlichen Lebens zuwenden, ohne den Kontakt zu materieller Realität und Lebensbanalität zu verlieren.

Der gesunde Egoismus, die Ich-Stärke sind die Basis für die gute Abgrenzungsfähigkeit. Andererseits wird über das Üben der Abgrenzung das Ich aufgebaut. Wo das Ich schwach ist und das Du überbetont wird, da schalten sich immer wieder psychische Muster und Gedanken ein wie «Was denken die andern, wenn ich ...» «Was sagen die andern dazu?». Sind diese Reaktionen bewußt, kann die Veränderung des Musters mit Übungen, welche das Ich betonen, eingeleitet werden. Vergleichen Sie dazu die nachfolgende Veränderungsübung.

3. 1. 5. Übungen

Reflexionsübungen:

1. Beziehen Sie sich auf die oberen Beschreibungen und stellen Sie fest: Wo liegt bei Ihnen der Schwerpunkt Ihres Egoismus?

o----------o----------*----------o----------o

fehlender Egoismus destruktiver Egoismus

Die Mitte(*) stellt den gesunden Egoismus dar.

2. Versetzen Sie sich zurück in Ihre Kindheit und Jugend. Wurde damals Ihr Ich von den sie erziehenden Personen in seiner Entfaltung unterstützt oder eher verteufelt?

o----------o----------*----------o----------o

unterstützt verteufelt

Wie reagierten Sie darauf?..

3. Inwiefern sind Sie rücksichtsvoll, vorsichtig, zurückhaltend, verängstigt, wenn Sie andere Menschen fragen, konfrontieren oder kritisieren könnten?

o----------o----------*----------o----------o

immer nie

4. Wie deutlich nehmen Sie Ihre Bedürfnisse, Emotionen, Auffassungen wahr?

o----------o----------*----------o----------o

ganz deutlich verschwommen

5. Was machen Sie mit diesen Ich-Regungen, wenn Sie sie spüren? Wie deutlich setzen Sie diese in Ihrem Leben um?

o----------o----------*----------o----------o

ganz deutlich gar nicht

6. Haben Sie das Gefühl, Sie besitzen gar kein Ego? Falls ja, akzeptieren Sie Ihre Empfindung, und machen Sie sich folgendes klar: Alle Menschen, auch Sie, besitzen die Anlage, ein Ich zu haben. Sie können, wenn auch in kleinen Schritten, beginnen, Ihr Ich aufzubauen. Sie brauchen nicht das stärkste Ich der Welt zu besitzen, aber ein spürbares, eines, das sich weiterentwickelt. Sie müssen sich bewußt machen, daß Ihr Leben ohne Ego die Vergangenheit ist, und sie müssen sich entscheiden, ein Leben mit einem sich aufbauenden Ego zu beginnen.

Veränderungsübungen:

1. Die ersten Schritte vom fehlenden zum gesunden Egoismus beginnen mit der Veränderung der bisherigen Einstellung. Also mit der bewußten inneren Erlaubnis *«Ich darf ein Egoist sein»*.

Beim Bewußtmachen und Üben dieser neuen Einstellung reagieren in der Regel die daran gewohnten psychische Anteile dagegen. Sie erzeugen ein schlechtes Gewissen. Es ist wichtig, dieses Gefühl auszuhalten und zu analysieren, womit es zusammenhängt. Es handelt sich nicht um ein echtes Schuldgefühl, sondern um an gelernten Einstellungen hängende Selbstbezichtigungen. Je öfter Sie sich den gesunden Egoismus erlauben und je klarer Sie diese Einstellung verinnerlichen, um so schwächer wird das schlechte Gewissen. Dieses können Sie auch mit dem oben beschriebenen eigentlichen Ziel des Sensiblen «Durch Ego zum Selbst zu kommen» beruhigen.

Weitere Meditationsanregungen:

- *«Es ist für mich wichtig, mein Ich zu entfalten!»*
- *«Ich darf, muß, ein gesundes Ego entwickeln!»*

2. Stellen Sie sich womöglich ruhig, und begeben Sie sich in Ihren Körper hinein. Gehen Sie mit Ihrer Aufmerksamkeit systematisch und langsam vom Kopf bis zu den Füßen und zurück durch Ihren Körper. Unterstreichen Sie danach diese meditative Selbstwahrnehmung mit den Gedanken: «Dieser Körper, das bin ich.» «Dieser Körper ist mein Körper-Ich». Machen Sie sich gezielt Ihre körperlichen Ich-Grenzen bewußt. Spüren Sie ganz bewußt, wie mit der Hautoberfläche Ihr Körper-Ich endet.

Durch die Wiederholung dieser Übung stärken Sie Ihre körperliche Ich-Identität.

3. Neben der bewußten Körper-Identität gehört zum gesunden Ich auch die Klarheit über alle eigenen Bedürfnisse und Emotionen:

⇨ Auf der inneren Ebene können auch die unmöglichsten Bedürfnisse und Emotionen zugelassen und angeschaut werden.
⇨ Die emotionale Regungen werden besonders bewußt, wenn auch ihre Auswirkungen innerhalb des Körpers bewußt erfahren werden.
⇨ Ob oder inwiefern auch auf der äußeren Ebene Emotionen ausgelebt und Bedürfnisse befriedigt werden, ist sorgfältig zu entscheiden.
⇨ Je klarer immer mehr eigene Regungen und Bedürfnisse nach außen ver-

treten oder gelebt werden, um so deutlicher wird der Mut, das Selbstsicherheits- und Individualitätsgefühl gestärkt.

⇨ Zugleich wird in Kontakten und Beziehungen Klarheit geschaffen: Der andere weiß, woran er ist.

Meditationsinhalte:

– *«Wenn ich das gesunde Ego lebe, Gefühle äußere, mich abgrenze, das empfundene "Nein" ausspreche, schaffe ich Klarheit!»*
– *«Diese Klarheit ist auch für die anderen gut. Sie wissen, woran sie mit mir sind, sie können sich danach richten oder darauf reagieren.»*

4. Bevor Sie fähig sind, diese Absichten umzusetzen, müssen Sie vielleicht zunächst an der Verbesserung Ihres Selbstausdrucks arbeiten:

⇨ Bringen Sie die in einer bestimmten vergangenen Situation in Ihnen aufsteigende und nicht umgesetzte Gefühlsregung und Meinung zunächst als Übung für sich allein zum Ausdruck. Tun Sie es laut mit Worten «Ich will ...» «Ich finde ...». Achten Sie dabei auf die entsprechende Betonung. Versuchen Sie zugleich, die entsprechende Mimik, Armbewegungen, Körperbewegungen und andere non-verbale Ausdrucksweisen einzubeziehen.

⇨ Wenn die Formulierungen und der Ausdruck durch wiederholtes Alleinüben innerlich vertraut sind, versuchen Sie, diese auch in realen Situationen umzusetzen. Beginnen Sie in leichten Situationen, vertrauten Kontakten und steigern Sie zu den schwierigeren.

Notiz:
Suchen Sie sich aus den Veränderungsübungen nur eine aus, diejenige, die Ihnen zurzeit als die richtige erscheint. Praktizieren Sie diese Übung eine Zeitlang und gehen Sie dann zu der nächsten, für Sie nachfolgend richtigen Übung über.

3. 2. Abgrenzung und Selbstzentrierung

Der selbstzentrierende Rückzug der eigenen Energie stärkt das Ich, die Abgrenzungsfähigkeit und den Selbstausdruck.

Die Selbstzentrierung ist eine Abgrenzungsmethode, welche den Rückzug der eigenen Energie zum Ich oder die Stärkung der Eigenenergie anstrebt. Wir können hier also die Erkenntnisse und Erfahrungen aus dem Kapitel «2.2. Sensibilität und psychische Energie» heranziehen.

Beim Sensiblen ist das gesunde Ego nicht entwickelt. Er besitzt jedoch ein Ego. Dieses spürt er spätestens, wenn er allein ist. In Kontakten, insbesondere mit unbekannten oder dominanten Menschen, wird das Ich des Sensiblen entleert, es beinhaltet keine psychische Inhalte und keine Energie des Individuums mehr. Diese wandert zum Du und ist bereit, die psychischen Inhalte des Du aufzunehmen.

Wenn in Kontakten das Ich und das Bewußtsein mit fremden Erwartungen und Bedürfnissen gefüllt wird, so sind die eigenen Interessen nicht mobilisierbar. Es entsteht Selbstentfremdung und das Gefühl von Gelähmtsein, Gehemmtheit und Hilflosigkeit oder gar von Ohnmacht. Das Therapieziel ist es, das Ich so zu stärken, daß in Kontakten der Bezug zu sich selbst beibehalten wird oder bei Verlust wieder schnell hergestellt werden kann.

Der Aufbau des Ich, die Selbstzentrierung kann über verschiedene psychische Techniken angegangen werden. Es kann die Verarbeitung von alten Erlebnissen sein, eine Neuausrichtung über Gedanken und bildhafte Vorstellungen und gezielte Körperübungen oder Laute. Unabhängig davon, welche Veränderungstechnik eingesetzt wird, müssen sich diese schließlich so auswirken, daß die psychische Energie im Ich verankert wird. Der Rückzug und die Verankerung der Energie im Ich ist das psychische Grundgeschehen. Um die Selbstzentrierung einzuleiten, können wir auch direkt die Ebene der psychischen Energie angehen und sie beeinflussen.

3. 2. 1. Ein Fallbeispiel

Die Technik der Selbstzentrierung über die Lenkung der psychischen Energie ist insbesondere für diejenigen interessant, die eine gewisse Sensibilität für psychische Energien besitzen. Manche Sensible haben bereits ein Bewußtsein für das Denken und Empfinden in der energetischen Dimension des eigenen Wesens. Wer dieses Bewußtsein hat oder entwickelt, für den ist es möglich, über die Konzentrationslenkung und Vorstellung seine Energien willentlich zu steuern. Er kann so seinen Zustand beeinflussen, so daß er die Stärkung der Ich-Kraft und der Abgrenzungsfähigkeit erreicht. Eine Variante der Stärkung und Abgrenzung ist der Rückzug der sensible Energie in sich. Dazu das folgende Fallbeispiel:

Es handelt sich um eine Frau im achtundzwanzigsten Altersjahr. Sie ist ab ihrem dritten Lebensmonat an Neurodermitis erkrankt. Diese hatte bis vor zweieinhalb Jahren immer einen leichten Verlauf, und die junge Frau litt nicht besonders unter den Krankheitserscheinungen.

Die Neurodermitikerin war bereits in der Kindheit und Jugend schüchtern, brav, zurückgezogen, zeigte kaum aggressive Impulse. Sie versuchte, Harmonie in der Familie herzustellen oder zu erhalten. Im Sommer vor drei Jahren arbeitete die Frau sehr intensiv und mit sehr vielen Überstunden, aber auch sehr begeistert in ihrem Beruf. Sie spürte sich selbst und ihre Belastungsgrenzen nicht. Sie konnte Sonne und Aufenthalt im Freien, also den Sommer, der für ihr psychisches und hautmäßiges Gleichgewicht immer so wichtig gewesen war, nicht genießen. Dazu kam der Versuch, den Berufsstreß über häufige Ausgänge mit Alkohol- und Nikotinkonsum abzubauen. Die Folge waren jedoch Schlafmangel und die Verschärfung ihres psychosomatischen Ungleichgewichts. Im darauffolgenden Winter brach die Neurodermitis mit einer für sie bisher unbekannten Intensität aus. So begann ihr Leidensweg und ihr Bewußtwerden darüber, wie sie mit sich selbst umgegangen war.

Durch die Ausbreitung der Neurodermitis fast über den ganzen Körper, inklusive Gesicht, wurde die junge Frau psychisch sehr erschüttert. Sie hatte keine Nahrungsmittelallergien. Trotzdem war sie ein halbes Jahr lang darauf fixiert, eine falsche Ernährung sei die einzige Ursache ihres schlechten Zustandes. Hinweise aus ihrer Umgebung, sie sei sehr gestreßt, nahm sie nicht ernst. Sie wollte weiterhin die Starke sein und viel leisten. Daraufhin mußte sie stationär in einer Klinik untergebracht werden. Damit begann sie, sich dem psychischen Aspekt zu nähern, lernte Autogenes Training und absolvierte einige Einzelgespräche beim Klinikpsychologen. Nach dem Aufenthalt dachte sie immer mehr über sich selbst nach und lernte, sich selbst besser wahrzunehmen, insbesondere auch ihre körperlichen Zustände in bestimmten psychischen Situationen. Nach dem Klinikaufenthalt setzte sie die Psychotherapie fort.

Ihr Zustand besserte sich kaum, und so kam sie zwei Jahre später nach Davos in die Klinik für Dermatologie und Allergie. In unseren Gesprächen und durch Teste wurde deutlich, daß diese Frau ein Musterbeispiel für die sensible Persönlichkeit ist. Ihre persönliche Energie ist sehr stark in die anderen Menschen und auf ihre Aufgaben gerichtet und fehlt bei ihrem Ich. Dies äußert sich als starke Unsicherheit in Kontakten, als Perfektionismus und Überfleiß. Unbewußt provozierte sie ihren starken Neurodermitisschub, weil ihr die gesunde Distanz zu Menschen und Aufgaben und die nötige Nähe zu sich selbst fehlte. Die Folge war Selbstentfremdung und Selbstverlust auch als fehlendes Gespür für eigene psychische Zustände und für psychische und körperliche Belastungsgrenzen.

In unseren Sitzungen hat sie schnell erkannt, daß sie sich durch die übersensible Neigung unnötig in Selbstabwertung, Unruhe, Verausgabung, Streß und Krankheitsschübe hineinbringt. Sie erkannte auch, daß sie die anderen Menschen und deren Leistungen unnötig überbewertet und eigentlich sich selbst höher bewerten und achten lernen müßte. Sie war sehr motiviert, an sich selbst einiges zu ändern und suchte nach entsprechenden Techniken. Durch ihre ausgeprägte Sensibilität besaß sie ein sehr gutes Gespür für psychische Energien. Sie konnte also ganz leicht die Technik des Rückzugs der Energien anwenden. Sie machte folgende Erfahrungen mit der Energiearbeit: Bei Gesprächen mit Mitpatienten achtete sie darauf, was mit ihrer Energie geschieht. Diese wanderte, wie gewohnt, voll zu den anderen. Sie merkte zudem, wie sie sich selbst langsam verlor. Dann zog sie bewußt ihre Energie in sich selbst zurück. Sie erreichte so sofort einen Zustand, in dem sie in sich selbst zentriert war und zugleich gut zuhören und reagieren konnte. Sie gewann so ihre Mitte und fand diesen neuen Zustand wunderbar. Sie fühlte sich wohl und wurde nicht erschöpft. Bisher geriet sie in Gesprächen regelmäßig in den Zustand von Unruhe, Erschöpfung und Gereiztheit. Sie hatte bisher immer zu viel von ihrer Energie ins Du verlagert und hungerte sich selbst energetisch aus.

Diese Frau sagte, für sie sei es etwas ganz natürliches, mit der Energie zu arbeiten. Sie habe in der letzten Zeit das auch selbst zu praktizieren versucht. Die Steuerungstechnik wurde ihr jedoch erst durch unsere Gespräche richtig bewußt und so gezielt praktizierbar. Sie konnte nun auch ihren energetischen Zustand vor dem generalisierenden Ausbruch der Neurodermitis vor zweieinhalb Jahren beschreiben. Sie sagte: «Meine Energie war kilometerweit von mir entfernt. Auch während der Freizeit war ich nicht bei mir. Meine Gedanken gingen hin und her, auf und ab und kreuz und quer. Alles war chaotisch, meine Energien flossen in alle Richtungen, und ich hatte keine Kontrolle über sie. Wenn ich endlich einschlief, hatte ich Alpträume.»

Die Abgrenzung als Rückzug der sensiblen Energien ist insofern interessant, weil das Problem der Übersensibilität über die sensible Fähigkeit selbst angegangen wird. Das was krank macht, kann also auch heilen. Wir könnten in dem Zusammenhang von «psychologischer Homöopathie» sprechen.

Den Rückzug der sensiblen Energien und der Aufmerksamkeit können wir als «Ich-Energetisierung» bezeichnen. Es ist eine Selbstbeeinflussung, bei der der Energiefluß über Aufmerksamkeitsausrichtung oder Vorstellungskraft gelenkt wird. Beim Praktizieren der Ich-Energetisierung können die Erfahrungen mit der Selbstbeeinflussung, wie sie zum Beispiel im Autogenen Training gelernt wird, eingesetzt werden. Es handelt sich um einen bewußten und willentlichen Akt der Selbstveränderung. Man stellt sich dabei den Zustand vor, den man bei sich erreichen möchte. Um den gewünschte Zustand zu verinnerlichen, muß wiederholt geübt werden. So kann die Ich-Zentrierung im Inneren verankert und zu neuer Gewohnheit werden.

3. 2. 2. Individuelle Ansätze

Die Selbstzentrierung über das Spüren der psychischen Energien erscheint einigen Menschen zu abstrakt oder unwirklich. In diesem Fall kann die Selbstzentrierung auch über andere Methoden erreicht werden. Das bedeutet, daß die Selbstzentrierungsübung den individuellen Persönlichkeitsgegebenheiten angepaßt werden soll. Dazu die folgenden Beispiele:

a) Bei einer Neurodermitikerin, die sich im einunddreißigsten Lebensjahr befand, war ihr persönliches Zentrierungsmittel zunächst das Auflegen der Hand auf den Bauch. So konnte sie ihre Aufmerksamkeit und ihre Energie zu ihrem Ich zurückholen und auch alleine den Zustand der Zentrierung im Ich üben. Nach drei Tagen konnte sie ihre Energie ohne die Hand, nur durch Gedanken- und Aufmerksamkeitssteuerung beeinflussen. Sie lernte so systematisch, ihre flatterhafte Unruhe und Ängstlichkeit, die zur Gereiztheit und Streßzuständen führte, abzubauen. Auch für sie war diese Selbstbeeinflussungstechnik deswegen interessant, weil sie sich so während dem normalen Tageslauf und direkt in den schwierigeren Kontaktsituationen beruhigen und zentrieren konnte. Wir können also in diesem Zusammenhang von «Abgrenzung über energetische Selbstbeeinflussung» sprechen.

b) Andere Neurodermitiker verwenden mit Erfolg als Zentrierungsmittel ein Bild und die dazu gehörende Körperempfindung. Diese können aus einem Erlebnis stammen, während dem man gut in sich selbst zentriert war, bei dem also das Gefühl «Ich bin stark, sicher und bei mir» vorherrscht. Das gezielte Heranholen des positiven Erlebnisbildes und der entsprechenden Körperempfindung ermöglicht systematisches Üben. Dadurch wird die Selbstzentrierung verinnerlicht, also auch körperlich vertraut. Danach kann dieses selbstzentrierende Empfinden auch in andere, schwierigere Situationen übertragen werden. Am besten versetzt man sich in die schwierige Situation zunächst auf der Ebene der bildhaften Vorstellung. Wird durch Wiederholung das sichere Selbstempfinden stark genug, kann es auch auf die Ebene der realen Kontakte übertragen werden. Diesen Ansatz können Sie durch die am Ende dieses Kapitels stehenden Veränderungsübungen (1.–4.) vertiefen. Bei diesem Vorgehen hilft das Bild, die Energie in den Bauch oder den ganzen Körper zurückzuziehen und so das Ich-Empfinden zu stärken.

c) Einige Neurodermitiker können gut mit der Atmung arbeiten. Das Ausbilden und Vertiefen der Bauchatmung bedeutet Verlagerung oder Verstärkung des energetischen Zentrums in den Bauch. Gelingt die Vermehrung der Energie im Bauch, so wird eine zu starke Zentrierung im Kopf, in der Brust oder außerhalb des eigenen Körpers vermieden.

Natürlich kann der Aufbau der Ich-Stärke und die Selbstzentrierung auch über entsprechende neue Gedanken angegangen werden. Es sind bestimmte, das Ich stärkende Satzinhalte wie «Ich bin bei mir», die meditativ wiederholt und so verinnerlicht werden.

Auch bei diesen anderen Ansätzen ist das Ziel, die eigene Energie gut in sich selbst, in der eigenen Mitte zu zentrieren. Ist die Energie in der eigenen Mitte konzentriert, ist Abgrenzung und selbstabgrenzendes Verhalten und Reagieren möglich.

Die Selbstzentrierungsübungen eignen sich gut bei Menschen, welche sich selbst und die Nachteile ihrer Sensibilität kennen und ein Mittel brauchen, das ihnen hilft, ihr Verhalten zu ändern. Je sensibler, bewußter, selbstverantwortlicher und selbstbeeinflussungswilliger jemand ist, um so einfacher kann er die Übung ausführen und die Transformation seines Verhaltens einleiten. Wer jedoch sensibel ist und starke unverarbeitete traumatische Erlebnisse mit sich trägt oder unter starken chronischen Gefühlsverdrängungen leidet, muß zunächst diese Themen psychotherapeutisch angehen.

Die Selbstzentrierung geschieht durch die Entfaltung des psychoenergetischen Schwerpunktes im Bauch. Körperlich gesehen ist die Bauchregion der Raum der Ich-Stärke und der Lebenskraft. Leider sind zu viele hautkranke Menschen statt im Bauch im Kopf zentriert. Sie denken viel über Dinge und sich selbst nach, kommen jedoch nicht weiter, weil sie einseitig auf der Denkebene verbleiben und die das Leben tragenden Emotionen und Kräfte nicht zulassen oder falsch einsetzen. Über die Selbstzentrierung wird also der kopflastige Mensch in Richtung psychische Ganzheit erweitert. Er soll seinen Kopf (Denken, Kontrollieren, Planen) nicht aufgeben, sondern verkleinern und durch Brust (Gefühl) und Bauch (Kraft) erweitern und so ganzheitlich werden. So hat er die Möglichkeit, nicht nur zu denken, sondern spontan, selbstsicher und richtig im Leben zu handeln, zu reagieren und Streß zu vermeiden.

Notiz:
Die Zentrierung der Aufmerksamkeit im Bauch oder die Energetisierung des Bauches ist mit Aktivierung oder Stärkung des Vertrauens, der Sicherheit und der Lebenskraft verbunden.

3. 2. 3. Übungen

Reflexionsübungen:

1. Was verstehen Sie unter «Bei sich selbst sein?» Wie häufig sind Sie in Ihrem Alltag bei sich selbst? Sollten Sie häufiger bei sich selbst sein?

2. Nehmen Sie wahr, was mit Ihnen in Kontaktsituationen passiert? Wohin wird Ihre Aufmerksamkeit automatisch gelenkt? Zum Gegenüber? Wieviel bleibt bei Ihnen selbst? Inwiefern spüren Sie dabei den eigenen Körper als eigenes Ich?

3. Machen Sie sich bewußt: Je entspannter und in sich zentrierter Sie sind, um so weniger werden negative Stimmungen, Zustände und Energien der anderen aufgenommen.

Veränderungsübungen:

Notiz:
- ⇨ Bei der Bemühung um die Veränderung der gewohnten psychischen Abläufe ist es nicht ratsam, die Veränderungen erzwingen zu wollen. Es ist sinnvoller, diszipliniert und ausdauernd zu üben, also solange durchzuhalten, bis die neuen Abläufe verinnerlicht werden. Seien Sie aber auch für Überraschungen offen, manchmal geschehen die Veränderungen schnell.
- ⇨ Bei den folgenden Übungen können Sie die Erfahrungen, die Sie mit den Selbstwahrnehmungsübungen im Kapitel «2.2. Sensibilität und psychische Energie» und im Kapitel «2.3. Sensibilität und Ich-Negativität» gesammelt haben, gebrauchen.

⇨ Finden Sie heraus, welche von den nachstehend dargestellten Selbstzentrierungsübungen für Sie persönlich die beste ist. Praktizieren Sie diese diszipliniert.

1. Beschäftigen Sie sich mit dem folgenden Satz bis er verinnerlicht wird: *«Die Außenwelt ist draußen, ich bin bei mir.»*

2. Lenken sie Ihre Aufmerksamkeit so, daß Sie feststellen können, wo sich gerade jetzt Ihre psychische Energie schwerpunktmäßig befindet:
- außerhalb des Körpers?
- über dem Kopf?
- im Kopf?
- in der Brust?
- im Bauch?

Wenn sich Ihr Schwerpunkt außerhalb des Bauches befindet, lenken Sie Ihre Aufmerksamkeit so lange zu Ihrem Bauch, bis sich der Energieschwerpunkt hierher verlagert hat. Wenn es Ihnen nicht gelingt, arbeiten Sie zunächst mit den folgenden Übungen:

3. Wo ist Ihr energetischer Schwerpunkt in anderen Lebenssituationen? Ist Ihr psychischer Schwerpunkt manchmal außerhalb des Körpers? Wenn ja, wo genau? Lernen Sie in verschiedenen Lebenssituationen Ihren energetischen Schwerpunkt zu erkennen.

4. Stellen Sie sich im Stehen eine Situation vor, in der Sie zu sensibel reagierten, Selbstverlust und Unsicherheit auftraten. Wenn sich die Situation innerlich einigermaßen deutlich eingestellt hat, nehmen Sie Ihr psychisches Befinden und Ihre Körperempfindungen genau wahr. Beachten Sie also die Zustände bei der Atmung, im Hals, Bauch, in den Armen, Beinen, Füßen, und achten Sie darauf, wie fest Ihr Bodenhalt ist. Benennen Sie Ihre Zustände wie «Atmung ist unruhig», «Kloß im Hals», «Zittern in den Beinen».

5. Stellen Sie sich eine Situation vor, in der Sie gut in sich selbst zentriert waren, und nehmen Sie gleich wie bei der vorangehenden Übung Ihre psychischen und körperlichen Empfindungen genau wahr. Stellen Sie bewußt den Unterschied des Befindens bei zentrierter und unzentrierter Situation fest. Übertragen Sie Ihr gutes Befinden aus der zentrierten Situation in die unzentrierte Situation, und verankern Sie es hier durch Wiederholen.

Ergänzende Veränderungsübungen:

6. *Eine einfache Selbstzentrierungsübung*
Sie können diese Übung gut im Rahmen des Autogenen Trainings oder einer kontemplativen Meditation praktizieren. Üben Sie in irgendeiner sitzenden Haltung. Wenn Sie entspannt sind, legen Sie Ihre im Schoß ruhenden Hände so aufeinander, daß sich nur die Fingerspitzen berühren. Die Handflächen sind also weit auseinander. Zugleich lenken Sie Ihre Aufmerksamkeit in die Bauchregion. Nehmen Sie wahr, welche Empfindungen sich bei Ihnen einstellen. Wenn Sie eine gewisse Sensibilität für Energieströme besitzen, werden Sie bald merken, wie sich in Ihrem Bauch Energie aktiviert und vermehrt. Lassen Sie jedoch auch andere auftretende Empfindungen zu. Nach einer gewissen Übungszeit können Sie bei Bedarf auch während normalen Lebenssituationen die Fingerspitzenberührung praktizieren.

7. *Atemübung*
Der gesunde, selbstzentrierte Atem sollte tief gehen. Er sollte sich also nicht nur im Brustkorb abspielen. Das heisst, er sollte den ganzen Rumpf, inklusive Bauch, einbeziehen. An der Besserung der energieaktivierenden Bauchatmung können Sie beispielsweise mit dieser Übung arbeiten: Sie können in der stehenden oder sitzenden Körperhaltung üben. Wenn Sie Ihre Haltung eingenommen haben, entspannen Sie sich zunächst. Beobachten Sie nun etwa zwei Minuten lang den Fluß Ihrer Atmung. Beginnen Sie mit der Hauptübung. Atmen sie vollständig aus, ziehen Sie zum Ende der natürlichen Ausatmung Ihren Bauch so stark ein, dass dabei womöglich alle Luft aus der Lunge gepresst wird. Lassen Sie dann Ihren Bauch los. Nun kann die Einatmung von alleine geschehen, Ihr Bauch dehnt sich aus. Wenn die Ausatmung wieder an die Reihe kommt, versuchen Sie wieder die Pressausatmung. Machen Sie bei einer Übung mindestens zehn solche Ein- und Ausatemzyklen durch. Sie können diese Übung mehrmals pro Tag wiederholen.

8. *Eine ich-energetisierende Meditation*
Die Übung kann gut auf einem Meditationskissen oder auf einer Medita-

tionsbank praktiziert werden. Sie können sich aber auch auf einem Stuhl setzen. Entspannen Sie sich zuerst. Nun lenken Sie Ihre Aufmerksamkeit in Ihre Bauchregion. Das heißt, zum Sonnengeflecht oder unter den Bauchnabel. Wenn Ihre Bauchatmung gut entwickelt ist, spüren Sie unterhalb des Bauchnabels die Atembewegung und ein Energiezentrum. Achten Sie darauf, die Atmung nicht anzuhalten, sondern den normalen Rhythmus zuzulassen. Mit ganz sanftem Kreisen des Bauches nach rechts wird Ihre Energie aktiviert. Die Aktivierungen, auch kleine, deutlich wahrnehmen und als bewußte Erfahrung speichern. Gewisses Mitkreisen des Oberkörpers gehört dazu. Praktizieren Sie die Übung mindestens einmal im Tag.

Hinweis:
Die von Ihnen ausgewählte Selbstzentrierungsübung praktizieren Sie mit Vorteil zunächst außerhalb von realen Situationen, also wenn Sie allein sind. Wenn sie etwas eingeübt ist, können Sie die Übung im Alltag auch als eine sogenannte Minimeditation nachvollziehen. Dies ist in häufigeren Situationen möglich, als zunächst angenommen wird. Zum Beispiel bei einem ruhigen Spaziergang, im Verkehrsmittel, beim Warten, wenn man noch geübter ist, auch in Gesprächen. Die konzentrative Minimeditation als Selbstzentrierung in der Bauchregion kann gut in lockeren Gesprächen praktiziert werden. Aber auch eine kurze denkerische Meditation ist in einem lockeren Gespräch möglich. Je ruhiger und gelassener und damit konzentrierter Sie bei der Übung sein können, um so besser ist die Wirkung.

3. 3. Abgrenzung und Hilfsbereitschaft

Helfen ist eine positive Eigenschaft. Diese ist zu hinterfragen, wenn das Helfen zur krankmachenden Überbelastung ausartet.

Bei Menschen mit erhöhter oder überhöhter Hilfsbereitschaft können wir von Helfern sprechen. Es handelt sind also nicht nur um Menschen, die in helfenden sozialen Berufen tätig sind, sondern um alle, die eine ausgeprägte Neigung zu helfen aufweisen.

3. 3. 1. Die Eigenschaften des Helfers

Die psychische Struktur des Helfers ist stark durch die personenorientierte Sensibilität geprägt. Der Helfer lebt die sensible Neigung vor allem in verschiedensten Formen des Helfens aus. Durch folgende Eigenschaften zeichnet sich der Helfer/die Helferin (nachfolgend «Er») aus. Welche von diesen Eigenschaften treffen auf Sie zu?

- ➪ Er ist sensibel und stark am Du, den anderen, orientiert.
- ➪ Er besitzt eine sehr hohe Hilfsbereitschaft.
- ➪ Helfen ist sein wichtigster Lebensinhalt.
- ➪ Wird er um Hilfe gebeten, kann er nicht ablehnen.
- ➪ Diese Neigung wird bisweilen gesteigert: Er bietet Hilfe an, obwohl ihm hierfür weder die Zeit noch die Kraft reicht.
- ➪ Die anderen erscheinen ihm immer wichtiger und bedürftiger zu sein als er selbst.
- ➪ Er geht auf die anderen auch dann ein, wenn er sich selbst, seiner Gesundheit, offensichtlich schadet.
- ➪ Er erkennt oder beachtet eigene Bedürfnisse nicht; falls er sie doch wahrnimmt, stellt er ihre Befriedigung ans Ende der Prioritätenliste, und sie bleiben oft unbefriedigt.
- ➪ Er kann nicht um Hilfe bitten oder Hilfe annehmen: Er meint, alles aus eigener Kraft schaffen zu müssen.
- ➪ Er merkt kaum, wenn die anderen seine Hilfsbereitschaft ausnützen.

- ➪ Er hat Schwierigkeiten, eigene Rechte einzufordern.
- ➪ Er kann sich auch durchsetzen und kämpfen, jedoch nur für die Interessen derer, denen er hilft, nicht für die eigenen.
- ➪ Es fehlt ihm die Abgrenzung, die Selbstzentrierung und die Selbstachtung.
- ➪ Er hat Schwierigkeiten, durch Abgrenzung den Hilfsbedürftigen Verantwortung zu lassen oder zu übertragen.

Der Helfer empfindet, seine Existenzberechtigung beruhe auf Geben und Helfen. Entsprechend schöpft er seine Identität und sein Selbstwertgefühl (zu stark) aus seinem Dienst am andern. Sein psychisches Helfermuster treibt ihn dazu, viel zu geben und wenig zu empfangen. Er kann sogar Angst empfinden, wenn er etwas annehmen soll. Er ist also von der Einstellung dominiert, er dürfte für sich, einfach weil er da ist, nicht existieren. Zu geben verschafft dem Helfer Befriedigung. Das Helfen befriedigt jedoch seine individuellen, ichhaften Bedürfnisse nur begrenzt. Diese bleiben zum großen Teil unbewußt. Aber auch der Helfer hat ein Ego mit seinen Bedürfnissen. Er besitzt aber kein entwickeltes gesundes Ego. Unbewußt oder sogar bewußt verneint oder lehnt er seine Ichhaftigkeit und Autonomie ab. Das Leben und Wohlleben des anderen ist ihm etwas wert, das eigene kaum.

Der Helfertyp spürt sich nicht und findet sich selbst nicht wichtig. Oft wird die eigene Person und der Körper nicht gemocht oder gar abgelehnt. Dementsprechend ist das Gespür für die eigenen Zustände unterentwickelt. Deswegen spürt der Helfer seine Belastungsgrenzen nicht oder zu spät. Die durch Hilfsaktivitäten entstandene Erschöpfung und Überbelastung wirkt sich negativ auf seine Gesundheit aus. Er leidet unter Dauerstreß, Krankheitsschübe und der Unfähigkeit, sich kurzfristig zu regenerieren. Wegen seiner Verausgabung für die anderen hat er kaum Zeit für sich und die Eigenpflege. Je mehr der Helfer sein Ich, seine Bedürfnisse und Belastungsgrenzen aus den Augen verliert, um so weniger Zeit hat und nimmt er sich für sich selbst. Erst die Krankheit verschafft ihm diese Zeit, sie wirft ihn auf ihn selbst zurück.

Je ausgeprägter die Sensibilität und Einfühlung des Helfers ist, um so intensiver versetzt er sich in die Haltungen, Gefühle, Standpunkte und Argumentationen des Gegenübers. Er spürt sofort, was der andere will oder braucht, und automatisch wird die Helferneigung aktiviert. Er kann sich mit den Problemen und Beweggründen des andern so intensiv identifizieren, daß er sich selbst, den eigenen Standpunkt und die eigenen Bedürfnisse, ganz aus dem Bewußtsein verliert.

Je intensiver der Helfer seine sensible Energie in den andern verlagert, um so schwieriger wird es für ihn, kritisch, mißtrauisch oder ablehnend zu werden. Es entsteht also ein Selbstverlust, und in diesem Zustand neigt der Helfer dazu, automatisch «Ja» zu sagen. So können Abmachungen zustande kommen, die eventuell ganz gegen seine eigenen Interessen und Bedürfnisse gerichtet sind. Kommt der Helfer nach der Begegnung wieder zu sich, merkt er den Fehler und gerät in Wut. Das verletzte oder unberücksichtigte Ego meldet sich wieder. Oft und richtigerweise richtet er die Wut gegen sich selbst, weil er ja selbst zu eigenen Ungunsten entschieden hat. Die Wut signalisiert die Notwendigkeit der Veränderung seines Verhaltens: Das sofortige Spüren des Unbehagens und seine sofortige Umsetzung ins «Nein» sagen.

Die Neigung, vor allem für andere da zu sein, kann vielfältige Formen annehmen. Außerhalb der Arbeitswelt reicht sie zum Beispiel von Anhören bei Problemen (psychisches Abladen) über Pflege und Alltagshilfen bis zur Organisation von Festen und Urlauben. Dazu ein banales Beispiel. Ein Familienmitglied sagt am Familieneßtisch: «Es ist kein Salz da.» Sofort und ohne Nachdenken springt die Helferin auf und bringt das Salz. Wegen des gewohnten Automatismus' kommt ihr nicht in den Sinn, nachzudenken und zu sagen: «Hol es dir selbst, wenn du es brauchst!». Die ausgeprägte innere Helferbereitschaft zieht entsprechende Situationen und Haltungen der anderen innerhalb der Familiengemeinschaft nach sich. Es bilden sich im Laufe der Zeit gefestigte psychische Muster und Ablaufgewohnheiten auf beiden Seiten der Beteiligten. Im Laufe der Zeit entsteht also in der Gemeinschaft die Selbstverständlichkeit, daß der Helfer alles bereitwillig tut und sich nicht wehrt. Somit haben die anderen keinen Grund, etwas zu ändern, um den Helfer zu entlasten. Oft sehen sie auch seine Belastung nicht. Nicht zuletzt auch deswegen, weil der Helfer selbst seine Belastung/Erschöpfung gar nicht merkt oder nicht äußert. Erst die Krise, der Krankheitsschub, zwingt ihn, Halt zu machen und Abstand zu seinem automatischen Tun zu gewinnen. Nun hat er die Möglichkeit, über sich selbst nachzudenken.

Insbesondere die in sozialen Berufen engagierten Menschen haben neben ihrer Helferstruktur auch ein starkes Gerechtigkeitsempfinden und eine idealistische, weltverbessernde Einstellung. Sie wollen das Leiden dieser Welt lindern. Sie fühlen stark mit Leuten mit, die sich in schwierigen Lebenslagen befinden oder ungerecht behandelt werden. Oft stellen sie sich die Summen des Leidens dieser Welt vor und zerbrechen fast an der Last des Elends. Sie belasten sich mit Dingen, die sie direkt und persönlich nicht betreffen und durch die sie außer der persönlichen Erschöpfung nichts erreichen. Sie verfügen über eine hohe Sensibilität, können sich jedoch nicht abgrenzen. Durch ihr hohes Gerechtigkeitsbedürfnis erhoffen sie sich eine ideale Welt mit Menschen ohne negative Eigenschaften. Sie vergessen meistens, daß unsere Welt eine Welt der Polaritäten ist, in der sowohl das Gute als auch das Böse seine Berechtigung hat und zur Realität gehört. Die Helfer identifizieren sich mit dem Pol des Guten und bekämpfen je nach Möglichkeit das Böse. Solange die persönlichen Belastungsgrenzen nicht überschritten werden, ist dies eine wunderbare Sache.

Die Helferstruktur kombiniert sich oft mit der Neigung zur Selbstbezichtigung. Bei zwischenmenschlichen Problemen und Konflikten sucht der Helfertyp die «Schuld» zunächst oder nur bei sich selbst. Er fragt sich in einer bestimmten Situation nicht, was der andere Beteiligte zu dem unbefriedigenden Zustand beigetragen hat, sondern beschuldigt sich selbst im ganzen Ausmaß.

Ist beim Helfer auch das Pflichtbewußtsein sehr stark ausgeprägt, so will er seine Dienste jederzeit vollbringen können. Dann entwickelt er ein Lebensgrundgefühl, das etwa so lautet: «Ich muß wie eine Maschine optimal funktionieren und den andern jederzeit zur Verfügung stehen.»

3. 3. 2. Helfen ist nicht immer sinnvoll

Es gibt Menschen, welche die Helferneigung ausnützen und so auf Kosten des Helfers ihre Bequemlichkeit zu leben pflegen. Andererseits gibt es Helfertypen, die zu oft automatisch ihre Hilfe auch dort anbieten, wo sie gar nicht erwünscht oder sogar kontraproduktiv ist. Wird ihre Hilfe abgewiesen, fühlen sie sich noch gekränkt: «Ich will ja Gutes tun und werde abgewiesen!» «So böse ist die Welt!» Hier fehlt das Bewußtsein, daß Helfen nicht immer positiv und sinnvoll ist. Bestimmte Arten des Helfens wirken sich nämlich gerade umgekehrt aus, als beabsichtigt wird.

Viele Helfer neigen dazu, sich zu viel Verantwortung für die andern aufzuladen. Sie blähen so die Eigenverantwortlichkeit unrealistisch auf und nehmen den anderen ihre Verantwortung unnötigerweise ab. Der Hilfsbedürftige kann so sein eigenes Verantwortungsbewußtsein und seine Selbständigkeit nicht entfalten. Der Helferdrang verhindert oft auch dann die Abgabe der Verantwortung, wenn der vermeintlich Hilfsbedürftige selbst die Verantwortung tragen will. Der Helfer hat also Schwierigkeiten mit der Abgrenzung im Sinne der Selbstbegrenzung beim Helfen und der Begrenzung der Eigenverantwortung.

Die Neigung, dem anderen um jeden Preis zu helfen, ohne die negativen Auswirkungen zu beachten, wirkt sich beispielsweise bei der Kindererziehung im Sinne der Verwöhnung kontraproduktiv aus. Das Kind kann durch das Abnehmen von Tätigkeiten keine eigenen Erfahrungen machen und lernt kaum. Nicht nur den Kindern, auch den Kranken und den alten Menschen kann man durch ein Übermaß an Hilfe schaden, weil man so neben ihrer Eigenverantwortlichkeit auch die Aktivierung ihrer Lebenskräfte verhindert. Bei der psychotherapeutischen Tätigkeit ist es zum Beispiel keine konstruktive therapeutische Handlung, wenn der Therapeut dem Patienten im Moment eines emotionalen Ausbruchs mit viel Zuspruch und Gefälligkeit helfen will, das Gefühl zu beseitigen. Mit dieser Hilfe verunmöglicht er dem Patienten, seine Gefühle, wie grausam sie auch sein mögen, bewußt wahrzunehmen, auszuhalten und anzunehmen.

Manche Menschen provozieren unbewußt Mitleid und Hilfereaktionen aus dem Bedürfnis heraus, ihre Umwelt zu manipulieren und indirekt zu beherrschen. Reagiert in diesem Fall der Helfer im Sinne seines Helfermusters, so wird der Hilfeprovozierende in seiner Selbsttäuschung, er brauche Hilfe und dürfe die anderen manipulieren, bestärkt. Er erhält also keine konstruktive Hilfe.

Falsches Helfen ist immer jenes Helfen, das denjenigen, dem geholfen wird, in Abhängigkeiten und Unselbständigkeit hält. Solange der Helfer schützt, Probleme löst, entscheidet, erledigt, tut, muß sich der andere nicht selbst um seine Probleme bemühen. So leitet weder der Helfer noch der Hilfeempfänger eine Veränderung und Reifung ein. Dieser verbleibt in der Rolle des Anlehnungsbedürftigen, Schwachen und Hilflosen. Er bildet sein Erwachsenen-Ich, seine Lebensfähigkeit und Selbständigkeit nicht aus.

Die ausgeprägte Neigung zu helfen, kann dem Helfer einen scheinbaren Gewinn bringen. Dies trifft zu, wenn er sich über das Helfen von den eigenen Problemen ablenkt oder über das Helfen sein Machtbedürfnis auslebt. Er setzt das Helfen als eine Ablenkungs- und Verdrängungstechnik ein. So kann er die Konfrontation mit den eigenen, unangenehmen Inhalten vermeiden. Zugleich erhält er aber auch die Selbstentfremdung aufrecht.

Notiz:
Manchmal ist die sinnvollere Form der Hilfe die Ermutigung zur Selbsthilfe statt die Übernahme der Aufgabe, also die Rückgabe der Verantwortung an den Betroffenen. Dieser kann so seine Eigenverantwortlichkeit und Selbsthilfetendenz entfalten.

3. 3. 3. Begrenzung der Helferneigung

Die Neigung zu helfen ist an sich eine positive Eigenschaft. Sie schlägt ins Negative um, wenn sie andere in Abhängigkeit hält oder für den Helfer selbstschädigend wird. Um diese Auswüchse des Helfens zu vermeiden, ist die Entfaltung des gesunden Ich und der Abgrenzungsfähigkeit notwendig. Gerade die Erkenntnis, daß das Helfen-Wollen nicht immer nur positiv zu werten ist, kann als Einsicht dienen, wenn Sie Ihre Helferneigungen zu überdenken und zu relativieren gewillt sind. Somit entsteht eine Basis für den Aufbau der Abgrenzung und Selbstbegrenzung. Bei ihrer Umsetzung ist es wichtig, das Nein-Sagen zu lernen, um zum Beispiel Termine und soziale Aktivitäten im einem für die Gesundheit zuträglichen Ausmaß zu halten. Für die gute Abgrenzung ist die Suche der eigenen Belastungsgrenzen von entscheidender Bedeutung. Das Entscheidungskriterium ist der eigene Zustand. Solange das Helfen und das «Sich-um-andere-Kümmern» die eigene Selbstzentrierung nicht zerstört, ist es gut. Wenn die innere Mitte und das Gefühl, locker helfen zu können, verschwindet, wird bald auch das psychische Gleichgewicht zerstört und vegetative Störungen werden provoziert. Um zu erkennen, wann man in sich zentriert ist und wann nicht, ist die Fähigkeit zur Selbstwahrnehmung von zentraler Bedeutung. Für ihre Verbesserung können Sie die Übungen aus den Kapiteln 2.2. und 3.2. einsetzen.

Bei der Selbstwahrnehmung können Sie die folgenden **Unterscheidungskriterien** zu Hilfe nehmen:

1. *Ich helfe gern und mit Freude. Ich fühle mich dabei wohl, locker und bin danach zufrieden. Die helfende Tätigkeit erschöpft und belastet mich nicht. Es ist in jeder Hinsicht gut für mich selbst. Es ist ein Geben, das zugleich Bekommen bedeutet.*

2. *Ich helfe, weil ich mich dazu von meinem inneren Helfermuster angetrieben fühle, empfinde aber keine oder nur undeutliche Lust dazu. Es ist jedoch leicht, mich zu überwinden und es für den andern doch zu tun. Die Belastung ist gut zu ertragen, hat keine negative gesundheitliche Auswirkung. Das psychische und vegetative Gleichgewicht kann schnell oder innerhalb eines Tages wieder hergestellt werden.*

3. *Ich mag gar nicht helfen. Fühle mich erschöpft und schwach. Ich sehe ein, daß der andere meine Hilfe braucht. Wenn ich helfe, hat es jedoch Folgen. Mein gesundheitliches Gleichgewicht geht für mehrere Tage verloren. Wenn noch andere, unvorhergesehene Belastungen dazu kommen, kann das Gleichgewicht für längere Zeit verloren gehen.*

4. *Ich bin erschöpft und gestreßt. Finde seit Tagen weder Ruhe noch Ausgleich. Ich spüre genau, daß jede weitere Aktivität meine Substanz abbaut. Ich muß mich schützen und jede Hilfe absagen. Ich selbst bräuchte Hilfe.*

Der 1. und 2. Punkt führt zu keinen negativen Auswirkungen auf die Gesundheit oder zum Neurodermitisschub. Das psychische Gleichgewicht bleibt erhalten. Vor und mit dem 3. Punkt wird die Belastungsgrenze erreicht. Das Helfen von Punkt 3 an und insbesondere bei Punkt 4 führt zu Hektik, Unruhe, Reizbarkeit, Dauerstreß, Schlaflosigkeit, Schub und Kratzen. Für den bewußten und abgrenzenden Umgang mit sich selbst ist es also wichtig, die individuellen Belastungsgrenzen genau zu erkennen.

Helferabsichten oder Hilfeerwartungen in Fällen, die zu den Punkten 3 und 4 gehören, sollten also eine Absage bekommen. Um dies zu realisieren, muß die Fähigkeit des Nein-Sagens entfaltet werden. Um nach außen nein zu sagen, muß zunächst innerlich eine absolute Klarheit und Begründung bestehen. Es handelt sich zum Beispiel um Gründe wie:

«Ich muß meine Belastungsgrenzen und meine Gesundheit beachten»
«Ich benötige Zeit für Selbstzuwendung und Eigenentwicklung»
«Ich habe das Recht auf Verbesserung meiner Lebensqualität»

Um die Helferneigung zu reduzieren ist oft zunächst Abbau oder Umstrukturierung der gewohnten Gedanken und Einstellungen notwendig. Besitzen Sie die Erkenntnis, eine zu starke und selbstdestruktive Helferneigung zu haben, müssen Sie den Entschluß fassen, diese zu verändern. Ist der Veränderungsentschluß gefaßt, so kann der Einstieg in die Veränderungsbemühungen über die Verinnerlichung von neuen Gedanken beginnen. Es sind Gedanken, mit denen Sie lernen, sich zu erlauben, schlechter zu sein, weniger zu helfen und sich mit den anderen gleichzustellen. Sie können zum Beispiel folgende Sätze meditieren:
«Ich bin ebenso wichtig wie die andern»
«Ich brauche manchmal auch Hilfe»
«Wenn ich zunächst mir helfe, dann kann ich den anderen besser helfen»
«Je besser es mir geht, um so besser kann ich für die anderen da sein»

Manchmal ist neben dieser Einstellungsänderung auch eine tiefere Analyse der eigenen psychischen Situation notwendig. Es ist wichtig zu erkennen, inwiefern das Helfen dem Helfer selbst hilft, gewisse unerwünschte Gefühle und Persönlichkeitsanteile zu verdrängen. Bei solcher Analyse kann man zum Beispiel feststellen, daß der Helfer gar nicht weiß, was es bedeutet zu leben. Seine vitalen Lebenskräfte sind verdorrt. Ohne die ablenkenden Helferaktivitäten stößt er auf eine innere Landschaft, die keine Farben und keine Intensität hat und an die Stille des Todes erinnert. In diesem Fall ist das Helfen auch ein unbewußter Versuch, sich selbst zu helfen, die lebendigen Kräften in sich zu finden. Dies kann jedoch erst dann realisiert werden, wenn die Projektion «Den anderen geht es so schlecht» zurückgenommen wird. Das heißt, es wird erkannt: «Mir geht es schlecht.» Dann kann mit der Zuwendung zu sich selbst und zu den eigenen Problemen begonnen werden. So wird nicht mehr das eigene Elend in den andern gesehen, sondern bei sich selbst gespürt.

Ist diese Erkenntnis notwendig und nachvollzogen und die neue Einstellung eingeübt, so ist nun das Verändern des konkreten Verhaltens im realen Leben angesagt. Das heißt, Eigenschaften wie Nein-Sagen, Sich-Wehren, Härte aufzeigen, konsequent bleiben, sollen im Alltag gelebt werden. Wie gut dies gelingt, hängt auch davon ab, inwiefern der Selbstausdruck und der Fluß von emotionalen Regungen frei ist. Ist der Ausdruck von archaisch-aggressiven Emotionen gehemmt, dann ist zumeist auch die kultivierte Form des Selbstausdrucks als klare Abgrenzung nicht entwickelt. Die aufsteigenden Emotionen wie Ärger und Wut haben eine doppelte Funktion. Sie machen die eigenen Belastungsgrenzen bewußt, und zugleich spenden sie Energie zum Zwecke der Abgrenzung, Ablehnung und Verteidigung. Das Ziel ist es, die archaischen Energien in diesem Sinne einzusetzen, anstatt sie anzustauen. Das Mißachten und Verdrängen der aggressiven Energien erzeugt innere Spannungen. Dieser emotionale Streß verstärkt die aus der helfenden Tätigkeit entstehenden Belastungen.

3. 3. 4. Anregungen und Hinweise

Bei den Bemühungen um die Veränderung Ihrer übermäßigen Helferneigung können Sie mit gewissen Schwierigkeiten konfrontiert werden. Vielleicht treffen einige der folgenden Punkte auf Sie zu.

❐ ***Kränkbarkeit des Gegenübers***
Verneint der Helfer eine Hilfeleistung, kann beim Gegenüber eine gekränkte Reaktionen entstehen. Die Enttäuschung des andern soll Sie nicht zum Nachgeben veranlassen. Es gibt sicher noch andere Menschen, die dem Betroffenen helfen können, vielleicht kann er es auch selbst schaffen. Sie sollen sich bewußt machen, inwiefern er sachliche Gründe für die Enttäuschung hat und inwiefern eine erhöhte Kränkbarkeit bei Ihrem Gegenüber vorhanden ist. Ist er sehr kränkbar, müssen Sie sich klar machen, daß dies sein Problem ist.

❐ ***Selbstbezichtigende Schuldgefühle***
Bei Ihren Veränderungsversuchen können selbstbezichtigende Schuldgefühle lähmend wirken. Diese treten als Reaktion auf die Abgrenzungs- und Durchsetzungsversuche auf und versuchen, den alten psychischen Zustand zu bewahren. Es ist wichtig, den Schuldgefühlen nicht nachzugeben, sondern sie auszuhalten. Dies auch dann, wenn Sie zu Anfang der Veränderung unter den Schuldgefühlen noch mehr leiden als unter der unterwürfig-helfenden Haltung. Manchmal ist es zusätzlich wichtig, den Zusammenhang zwischen

den Schuldgefühlen, bestimmten Glaubenssätzen und alten Erfahrungen zu analysieren.

❒ ***Hilfenachfrage abwarten***
Bietet der Helfer seine Hilfe auch dort an, wo sie gar nicht erwünscht ist, muß er dies zunächst deutlich erkennen. Dann soll er lernen abzuwarten, bis er um Hilfe gebeten wird, anstatt sich anzubieten.

❒ ***Bewußt helfen***
Beim Praktizieren der Abgrenzung geht es nicht darum, überall und immer nein zu sagen. Der Helfer soll genau erkennen, wie positiv oder wie negativ sich die Ablehnung oder die Annahme der Hilfeleistung auf ihn und den Hilfsbedürftigen auswirkt und erst dann entscheiden. Manchmal ist es notwendig, sich zu Gunsten des andern aufzuopfern. Es sollte jedoch sehr bewußt geschehen. Bei Kontakten, die von Sympathien getragen werden, wirkt das Helfen weniger belastend, als wenn Sympathien fehlen.

❒ ***Mißbrauch vermeiden***
Die Abgrenzung und Durchsetzung ist insbesondere bei jenen «Hilfsbedürftigen» angesagt, die Hilfe auch dort fordern, wo sie unnötig ist. Sie versuchen also, den Helfer auszunützen. Sie wollen die ihnen unangenehmen Aufgaben auf den Helfer abschieben und deklarieren diese Absicht als Hilfsbedürftigkeit. Solche Menschen können sich zumeist auch gut abgrenzen, und die Belastung oder der Gesundheitszustand des Helfers interessieren sie nicht.

Schlußbemerkungen:

⇨ Als Helfertyp sollten Sie über Selbtzuwendung Ihr gesundes Ich aufbauen und über das Ich zu Ihrem tieferen Selbst kommen. Dann können Sie aus Ihrem Selbst Energie schöpfen, selbst gesünder werden und den anderen effektiver helfen.

⇨ Wenden Sie Ihre Sensibilität auch für sich selbst auf. Gehen Sie auch mit sich selbst mit Güte und Milde um.

3. 3. 5. Übungen

Reflexionsübungen:

1. Womit ergänzen Sie spontan den folgenden Satz?
– Ich habe Lebensberechtigung, wenn ich ....
– Ich bin in Ordnung, wenn ich ....

2. In welchem Ausmaß kreisen Ihre Gedanken um andere und deren Probleme und in welchem Ausmaß um Sie selbst und Ihre eigenen Probleme?

o----------o----------*----------o----------o
nur ich   nur andere

3. Wie wichtig und wertvoll würden Sie sich fühlen, wenn sie gar nichts mehr für die anderen täten?

o----------o----------*----------o----------o
gar nicht   ganz

4. Wie schätzen Sie Ihr generelles Verhältnis zwischen Nehmen und Geben ein: – in materiellen Dingen? (M) – in psychischen Belangen? (P)

Tragen Sie das Verhältnis der beiden Aspekte mit den entsprechenden Buchstaben (M,P) auf der folgenden Skala ein.

o----------o----------*----------o----------o
nur geben   nur nehmen

5. Schreiben Sie auf einem Blatt Papier auf, für wen Sie und in welchem Ausmaß etwas tun. Auf ein anderes Blatt schreiben Sie, was die anderen für Sie tun. Beachten Sie auch, wie Sie es erleben und welche Qualität das Bekommen oder Geben hat. Nun können Sie das Verhältnis zwischen Geben und Nehmen noch einmal einstufen.

Stimmt das Ausmaß für Sie? Wenn ein Ungleichgewicht besteht, was müßte weggestrichen werden, um auf ein für Sie angenehmes Ausmaß des Gebens zu kommen?

6. Wenn ich zu viel gebe, wozu tue ich es:
- aus Anerkennungsbedürfnis?
- aus Angst, abgelehnt, nicht geliebt zu werden?
- bereits in der Kindheit gelernt und bisher nie in Frage gestellt?
- ein ganz tiefes inneres Bedürfnis, ein echtes Anliegen?
- ist mit Erwartung verbunden auch (viel) zu bekommen? Wenn ja, in welchem Ausmaß wird diese Erwartung erfüllt?

7. Wie sieht das Verhältnis aus zwischen Eigenverantwortung (auch für eigene Gesundheit) und Verantwortung für andere?

o----------o----------*----------o----------o

nur Eigenverantwortung — nur Verantwortung für andere

8. Wie oft spüren Sie nach gewissen helfenden Tätigkeiten Unzufriedenheit mit sich selbst oder Wut auf sich, weil sie nicht abgelehnt haben?

o----------o----------*----------o----------o

nie — immer

9. Wieviel Zeit nehmen Sie sich für sich selbst um:
- zu reflektieren, wie Sie leben, wie Sie mit sich selbst umgehen?
- zu spüren, wie das Befinden Ihres Körpers und Ihrer Psyche ist?
- zu entspannen, zu meditieren oder sich sonst auszugleichen?
- zu erkennen, was Ihre momentanen Notwendigkeiten, Bedürfnisse, Entwicklungsmöglichkeiten sind?

10. Wenn Sie weniger helfen und sich mehr sich selbst zuwenden würden, mit welchen eigenen Gefühlen und Problemen wären Sie dann konfrontiert? Wagen Sie es auch zu tun, zu erleben?

3. 4. Abgrenzung und Streß

Wer selbstsicher, ruhig und langsam seine Arbeit angeht, der ist streßfrei und gut in seiner Leistung. Er erfährt, was der bekannte Satz «In Ruhe liegt die Kraft» meint.

Streß ist ein innerpsychischer Zustand mit unmittelbarer Auswirkung auf die Körperorgane. Sein häufiges Auftreten oder sein lang andauerndes Bestehen hat psychische Ursachen und negative Auswirkungen auf psychisches und körperliches Befinden. Es gibt relativ wenig streßverursachende Faktoren, die rein äußeren Charakter haben, die also vom betroffenen Individuum nicht beeinflußbar sind. Hierzu zählen zum Beispiel Naturkatastrophen oder Kriege. Lebensereignisse wie Tod von Nahestehenden, Scheidung, Hochzeit, Kindergeburt, Wohnungswechsel oder Arbeitslosigkeit beinhalten in sich ein Streßpotential. Inwiefern ein solches Ereignis zum Streß führt, hängt von der individuellen Reaktions- und Verarbeitungsweise des Betroffenen ab. Beim heute üblichen Lebensgang geht es darum, uns zu fragen und zu erkennen, inwiefern wir selbst unsere Streßzustände erzeugen. Das heißt, wir können automatisch und unnötigerweise selbst Streß auslösen oder intensivieren. Wir können auch äußeren Leistungsdruck innerlich unnötig verstärken.

Dieser Denkansatz fordert auch Sie heraus zu reflektieren, wie Sie mit sich selbst umgehen. Er regt zugleich zur Selbstveränderung an. Wir haben also die Möglichkeit zu erkennen, welche unserer innerpsychischen Vorgänge Streß erzeugen. Als nächsten Schritt können wir Einfluß auf das Entstehen der eigenen Streßzustände nehmen. Wir können lernen, innere Streßoren abzubauen und auf äußere Streßoren anders zu reagieren; das heißt, die äußeren Streßoren innerlich nicht so sensibel umzusetzen, auf die Umwelt verändernd einzuwirken oder gewisse Situationen zu vermeiden.

Streß kann mannigfaltige äußere Auslöser und vielfältige innere Ursachen haben. Diese sind individuell verschieden. Generell kann man sagen, daß Streß beim Selbstverlust entsteht. Selbstverlust ist die Folge von sensiblen Daseinsformen. Bei diesen wird zu viel der eigenen Energie zu anderen Menschen, zu den Aufgaben, Dingen und äußeren Reizen geführt. Dies bedeutet, es wird zu wenig Energie zu sich selbst gewandt. Es handelt sich um die bereits im Kapitel 2.2. beschriebene personen- und tätigkeitsorientierte Sensibilität. Die zur Unsicherheit führende personenorientierte Sensibilität erzeugt in sozialen Situationen Streßzustände. Hier sprechen wir vom sozialen Streß. Wird zu viel Energie in Aufgaben und Leistungen geleitet, sprechen wir vom Tätigkeitsstreß. Dieser äußert sich oft als Aktivismus und Perfektionismus.

Oftmals kombinieren sich im Alltag diese beiden Streßformen. Die Unsicherheit und Abgrenzungsschwäche (sozialer Streß) verunmöglichen, nein zu sagen, und so werden zu viele Aufgaben (Tätigkeitsstreß) übernommen. Die Ich-Schwäche und die ungenügende Abgrenzugsfähigkeit führen dazu, daß auch die alltäglichen zwischenmenschlichen Ereignisse und Tagesprobleme zu Streßoren werden. Die Ereignisse werden zu intensiv aufgenommen und innerlich verstärkt. Der Sensible steigert sich in Gedanken und Emotionen, die nicht sein müßten. Der Streß ist für die Gesundheit um so destruktiver, je häufiger er auftritt und je intensiver die dabei aufsteigenden negativen Emotionen wie Ärger, Wut, Angst oder Frustration sind.

3. 4. 1. Die Streßmerkmale

Werden die selbstentfremdenden Daseinsformen zu üblichen Lebensformen, wird der selbstzentrierende Ausgleich nicht mehr möglich, und es entsteht ein Dauerstreß. Sind viele, insbesondere der ersten neun (⇨) folgenden Merkmale über Wochen oder Monate feststellbar, können wir vom Dauerstreß sprechen:

⇨ Stets gehetzt sein: Viel vorhaben und über zu wenig Zeit verfügen
⇨ Nicht warten können
⇨ Sich nicht ruhig halten können, nicht loslassen und entspannen können
⇨ Ruhe und Gelassenheit auch während der Freizeit nicht mehr finden können: Wenn man sich ruhig stellen will, tritt keine Ruhe ein
⇨ Sich selbst kaum spüren: Die eigene Mitte ist verloren, nicht bei sich selbst sein können
⇨ Nicht genießen können
⇨ Das Gefühl haben: Sich keine Zeit für sich selbst nehmen zu können
⇨ Stets aggressiven Druck in sich spüren
⇨ Leicht reizbar und erregbar sein

- ➪ Hin und her gerissen sein: nicht entscheiden können was zunächst getan werden soll; alles auf einmal tun wollen
- ➪ Das Gefühl haben, es nicht zu schaffen: Es ist viel zu tun und die Zeit ist zu knapp
- ➪ Zentrierung in sich selbst ist nicht herstellbar: Ruhiges und konzentriertes Angehen von Aufgaben ist unmöglich
- ➪ Zu schnell Auto fahren, das Gefühl haben, ganz schnell am Ziel sein zu müssen
- ➪ Körperliche Beschwerden wie: Schübe der Hautkrankheit, Herzjagen, Herzstechen, Magenbeschwerden, Hitzewallungen, Unruhe im Körper, Muskelverspannungen
- ➪ Das Gefühl der Erschöpfung nimmt zu, ausgleichende Notmaßnahmen greifen nicht
- ➪ Das Lebensgefühl ist dominiert von Erschöpfung und Selbstverlust: Das Erleben, «Sich knapp über dem Wasser zu halten», «Irgendwie halb tot zu sein», herrscht vor

Kommen diese Streßmerkmale vereinzelt und vorübergehend vor, so signalisieren sie: «Meine bestehende Lebensführung wirkt sich auf meinen Körper negativ aus!» «Auch ich habe Belastungsgrenzen». Der vorübergehende Streß ist ein Hinweis darauf, daß momentan etwas nicht stimmt.

Dagegen signalisiert Dauerstreß:
«Belastungsgrenzen sind überschritten worden, und der Streßzustand hat sich verselbständigt!» Der Dauerstreßzustand ist ein sehr intensives Alarmsignal. Dauerstreß ist verbunden mit übermäßiger Energieverausgabung, Abbau von Reserven und der Gefahr von Gesundheitsschäden. Es gibt Neurodermitiker, die sich seit Monaten oder gar Jahren im Dauerstreß befinden. Dabei befindet sich ihr vegetatives Nervensystem in starker Disharmonie. Während des Klinikaufenthaltes bedarf ein solcher Neurodermitiker bisweilen drei bis vier Wochen, um eine Ruhephase zu erleben und um eine gewisse Konzentration und Ruhe für das Erlernen einer Entspannungstechnik aufzubringen.

Den meisten Neurodermitikern fehlt nicht die Erfahrung, daß bei Streß die Neurodermitis aufblüht und bei Dauerstreß ein Dauerschub besteht. In diesem Zusammenhang dient die kranke Haut als Spiegel der Seele, als ein Signal. Der schlechte Hautzustand signalisiert etwa folgendes:

- Etwas stimmt nicht, läuft falsch, wird mißachtet oder zu wenig ernst genommen
- Persönliche Schwächen, Unterentwicklungen und Verhaltensfehler sind zu erkennen
- Psychische Veränderungen sind zu realisieren (Lebensgewohnheiten sind zu ändern)

Werden die Streßmerkmale als Signale früh genug wahrgenommen und ernst genommen, kann Selbstbesinnung und Selbstbegrenzung praktiziert und Dauerstreß vermieden werden. Für die Realisation der Selbstbegrenzung ist zunächst das Erkennen der Streßursachen notwendig. Zum Beispiel die inneren Muster erkennen, die unrealistische Gedanken und Erwartungen und damit auch Hektik und Druck erzeugen.

3. 4. 2. Streßentstehung am Arbeitsplatz

Bei der Analyse der Streßentstehung am Arbeitsplatz ist nicht nur zu beachten, wie genau (Perfektionismus) und wieviel (Aktivismus) man tut, sondern auch, mit welcher inneren Einstellung man tätig ist. Sich gehetzt, verspannt, erschöpft zu fühlen, ist nicht selten bloß die Folge von bestimmten psychischen Abläufen während der Tätigkeit. Es sind häufig innere Abläufe, die auf folgenden kontraproduktiven psychischen Mustern beruhen:
- Aktivismus
- Perfektionismus
- kontraproduktiver Leistungsantrieb
- Leistungsminderwertigkeit
- überhöhte Leistungsorientierung
- Dramatisierung

Aktivismus und Perfektionismus sind zwei sehr verbreitete Phänomene. Deswegen werden sie in den nachfolgenden Kapiteln gesondert behandelt.

Der ***kontraproduktive Leistungsantrieb*** ist jene innere Einstellung, welche die Leistung steigern soll, aber zumeist das Umgekehrte bewirkt. Es handelt sich um Einstellungen wie:
«Wenn ich unter Druck bin, leiste ich viel»
«Ich setze mich unter Druck, damit ich schnell und gut arbeite»
«Wenn ich schnell und perfekt arbeite, sind alle mit mir zufrieden»
«Ich muß schnell und perfekt arbeiten, sonst bin ich unfähig»
«Ich darf nicht unfähig sein, sonst werten mich die anderen ab»

Diese Einstellungen sind rein innerlich und ohne äußeren Druck wirksam. Manche Neurodermitiker erkennen schnell, daß ihr Streßzustand gar nicht oder nur in geringem Ausmaß von der Arbeitstätigkeit oder der Umwelt verursacht wird. Sie merken, daß ihr Streß durch ihre eigene leistungsantreibende Einstellung erzeugt wird.

Kommt zu solchen Einstellungen noch der äußere, vom Chef ausgehende Leistungsdruck, so wird dieser innerlich voll umgesetzt und der eigene Antrieb so verstärkt. Dies geschieht, weil innerlich die gleiche Einstellung herrscht und weil die Abgrenzungsfähigkeit fehlt. So wird der Streßzustand intensiviert. Hinter der leistungsantreibenden Einstellung steht neben der Unsicherheit die Annahme, daß ohne Druck kaum Leistung erbracht wird. Es wird also nur schwarz-weiß gesehen: «Entweder bin ich unter Druck, so leiste ich was, oder ich bin locker und leiste nichts.» Diese Entweder-Oder-Annahme ist zwar ziemlich verbreitet aber falsch. Durch inneren Druck, besonders wenn er häufig oder dauernd vorhanden ist, wird Energie vergeudet, die Konzentration herabgesetzt und die Fehlerwahrscheinlichkeit erhöht. Die Leistung geht also zurück, und die Erschöpfung und Krankheitsanfälligkeit nimmt zu. Die Leistung ist höher, wenn innerlich eine freie und lockere Stimmung herrscht und wenn eine gute Arbeitsmotivation vorhanden ist. Eine leistungsanregende Wirkung hat der sogenannte Eustreß, der positive und herausfordernde Streß. Bei längerer Fortdauer und fehlender Beruhigung kann er jedoch auch in Distreß, den negativen Streß, umschlagen.

Die ***Leistungsminderwertigkeit*** bewirkt eine selbstabwertende innere Stimmung. Die leistungsbezogene Selbstabwertung offenbart sich als Bedenken wie: «Kann ich es?» «Schaffe ich es?» «Bin ich schnell genug?» Solche Gedankengänge verstärken oder lösen entsprechende Ängste aus. Es ist die

Angst vor dem Versagen, vor neuen unbekannten Aufgaben, vor mehr Aufgaben oder vor der Kündigung. Diese Emotionen bringen gespannte Aufregung und innere Unruhe mit sich. Ihr Ergebnis ist die Verschlechterung der Konzentration und damit Leistungsminderung und Fehleranfälligkeit. Es ist nicht die Unfähigkeit, sondern die Minderwertigkeit, die zu Streß und zu der sich selbst erfüllenden Leistungssenkung führt.

Wenn auch von außen negative Bewertungen und Kritiken hinzukommen, werden sie voll angenommen und so die inneren Selbstzweifel noch verstärkt. Hier spielt wieder die ungenügende Abgrenzung mit.

Wer die Leistungsminderwertigkeit kompensieren will, der stellt überhöhte Leistungsanforderungen an sich selbst. Zugleich erzeugt er den inneren Druck, die zu hohen Anforderungen erfüllen zu müssen. Daraus kann nur die berechtigte Angst entstehen, es nicht zu schaffen. Die Folgen sind Spannungen und Streßempfinden. Diese Folgen sind um so intensiver, je höher und unrealistischer die Anforderungen angelegt sind und je fester der Zwang, sie erfüllen zu müssen. Zwischen diesem Anspruch und der Tatsache, es praktisch nicht schaffen zu können, entsteht notwendigerweise ein Konflikt mit lähmenden Angstgefühlen. Dadurch geht die Leistungsfähigkeit zurück, und der Dauerstreß bestimmt die Arbeitsatmosphäre.

Bei der ***überhöhten Leistungs- und Erfolgsorientierung*** wird das Ziel verfolgt, besser und erfolgreicher als die anderen zu sein, um so sich selbst oder den andern zu beweisen, wie gut man ist. Der Sinn dieser Bemühungen ist der Ausgleich der allgemeinen Minderwertigkeit, beziehungsweise die Stärkung des Selbstwertgefühls. Ob diese Stärkung gelingt, hängt nicht nur von der Leistungshöhe, sondern weitgehend auch von den eigenen Selbstbewertungen ab. Man kann sich trotz objektiv hoher Leistung immer noch als unfähig oder sogar als Versager einstufen. Dies trifft zu, wenn das Schwarz-Weiß-Denken zu ausgeprägt ist. Es zeichnet sich durch Gedankengänge aus wie: «Entweder bin ich erfolgreich oder ich bin ein Versager.» Solches Denken hat nur selten mit der Realität zu tun. In dieser bewegen sich praktisch alle Menschen zwischen den Polen «Fähigkeit – Unfähigkeit» «Es gut zu schaffen – Fehler machen». Es gibt also ein Spektrum von Möglichkeiten und nicht nur das Entweder-Oder. In der Realität wechseln sich diese diversen Möglichkeiten täglich ab. Es ist sinnvoll, sich zu bemühen, immer besser zu werden, aber es ist nicht sinnvoll, sich durch das Entweder-Oder-Denken unter einen die Gesundheit beeinträchtigenden Druck zu setzen.

Die überhöhte Leistungsneigung kann recht schnell erkannt werden, wenn diesbezüglich in Ruhe der eigene Alltag reflektiert wird. Diese Neigung spiegelt sich jedoch auch in Träumen oder während der Meditation. Dazu ein Beispiel: Eine 27jährige Neurodermitikerin nahm an mehreren Meditationssitzungen teil. In einer Sitzung, in der das Thema «Fliegen» thematisiert wurde, konnte sie die durch den Leiter angeregten Bilder ganz gut visualisieren und mitempfinden. Sie erlebte sich als ein beflügeltes Wesen. Sie flog friedlich über den Bergen, und als es in der Anleitung hieß, im Flug höher zu steigen, nahm sie deutlich an Höhe zu und erblickte plötzlich die Sonne. Gleichzeitig kam spontan die Reaktion auf: «Die muß ich erreichen!». Entsprechend steuerte sie weiter hinauf, um die Sonne zu erlangen. Beim Erblicken der Sonne schaltet sich die innere Leistungsneigung automatisch ein und trieb die Frau dazu, etwas zu erreichen. Das Gegenstück dazu wäre, in der Höhe zu segeln, zu schweben und den Flug zu genießen, also ohne bestimmte Absicht und Ziel zu fliegen.

Die überhöhte Leistungsorientierung kann sich bis zu krankhaftem Ehrgeiz steigern. Ein gewisser Ehrgeiz gehört zum Leben. Er ist beispielsweise notwendig, um die nötige Selbständigkeit und die lebensunterhaltenden Fähigkeiten und Fertigkeiten zu entwickeln. Dieser Ehrgeiz hilft, das Selbstwertgefühl zu stabilisieren und unterstützt die fortlaufende Persönlichkeitseigenentwicklung. Herausforderungen gehören zum Leben. Bei ihrer Bewältigung ist Ausdauer und ein gewisser Ehrgeiz erforderlich. Bleibt der Ehrgeiz im Rahmen des positiven Streßes, bedeutet er zugleich Förderung der geistigen und psychischen Entwicklung. Ehrgeiz wird jedoch dann kritisch, wenn er sich negativ, als Distreß und Dauerstreß, auf die Psyche und das vegetative Nervensystem und so auch auf die Neurodermitis auswirkt. Der Ehrgeiz ist gesund, solange er den Prozeß des Zu-sich-selbst-Findens unterstützt. Er ist zerstörerisch, wenn er zu Selbstverlust und Entfremdung führt.

Eine besondere Form der überhöhten Leistungsorientierung ist der unrealistische Glaube, unbegrenzt belastbar zu sein, alles bewältigen oder aushalten zu können. Diese Denkhaltung verunmöglicht die Wahrnehmung von Belastungsgrenzen und führt zu einem Raubbau an Körper und Psyche. Für den so überlasteten Organismus bleibt nur noch die bremsende Signalreaktion über die Krankheit.

Dramatisierung bedeutet, sich bereits bei einer (leichten) Zunahme der anfallenden Aufgaben in Emotionen und Gedanken zu steigern, welche suggerieren: «Dies ist zu viel!» «Es ist kaum zu bewältigen!» «Es ist unmöglich!» Dieser psychische Ablauf löst den Streßzustand aus oder verstärkt ihn. In diesem Fall wird gedanklich immer wieder festgestellt, was alles zu erledigen ist und wieviel es ist. Durch diesen zirkelschlußartigen Denkprozeß wird der innere Streßdruck erzeugt und das Gefühl, so viel nicht schaffen zu können, dramatisiert. In dieser Aufregung erscheint die Arbeit belastender, als sie ist. Der Druck der Aufregung verschlechtert die Konzentration und erzeugt unnötige Erschöpfung. Es wird ein Streß erzeugt, der nicht durch die Arbeit, sondern durch die Dramatisierung entsteht.

Das Angehen dieser Problematik können wir als Ent-Dramatisieren bezeichnen. Es geht zunächst darum, klar zu erkennen «Ich steigere mich unnötig hinein!» Dann ist angesagt, die neue innere Ausrichtung aufzubauen: «Ich kann es ruhig nehmen» «Ich werde eins nach dem andern erledigen» «Ich werde sehen, wie weit ich komme» «Wenn es wirklich zu viel ist, muß ich es an den Vorgesetzten weiterleiten». Wird über diese Einstellungsänderung Beruhigung und Loslassen erreicht, so wird auch eine gewisse Stärkung des Selbstbewußtseins vollzogen.

3. 4. 3. Weitere Streßquellen

Nun noch drei weitere selbstentfremdende Faktoren, die Streß mitverursachen oder verstärken können:

❒ ***Reizüberflutung***
Das Übermaß an Reizen ist ein Phänomen, das uns der moderne Lebensstil anbietet. Reizüberflutung entsteht zum Beispiel durch die Flut von Informationen während der Arbeit und während der Freizeit. Die Überreizung entsteht leicht durch ein Übermaß an Konsum von verschiedensten Infor-

mationsmedien, aber auch über Lärmeinwirkungen, Fülle von Beschäftigungen (Partykultur) und Konsumaktivitäten. Diese Überflutungen erzeugen Hyperstimulation, Unruhe und Zerstreuung der psychischen Energie. Sie führen insbesondere bei sensiblen Menschen zu nervöser Überreizung und zu Selbstverlust. Mit dem Verlust der eigenen Mitte geht auch das Gleichgewicht im vegetativen Nervensystem verloren. Die Überreizung bedeutet, daß mehr Informationen und Eindrücke aufgenommen werden, als verarbeitet werden können. Das beschleunigte moderne Lebenstempo ist für die meisten Menschen destruktiv, besonders für den sensiblen Neurodermitiker. Er muß lernen, bewußter auszuwählen und zu leben. So kann er die Welt in neuer Form erleben und neue Lebensqualitäten entdecken. Dazu gehört auch, das individuell richtige Tempo und die individuellen Belastungsgrenzen herauszufinden.

❒ ***Verdrängung***

Dauerstreß oder Anfälligkeit für Streß wird durch Verdrängen von bestimmten psychischen Inhalten gefördert. Es sind Inhalte, die nicht sein dürfen und doch da sind wie Affekte, traumatische Erlebnisse, närrische Einfälle, aber auch Fragen nach tieferem Lebenssinn und spirituelle Erlebnisse. Die verdrängten Inhalte haben eine psychische Energie, drängen sich innerlich auf und müssen mit Anstrengung zurückgehalten werden. Es muß also immer wieder kontrolliert und die Willenskraft eingesetzt werden, um den Durchbruch der verdrängten Kräfte zu verhindern. So wird zu viel psychische Energie in die Abwehr des Verdrängten investiert. Dies schafft eine Basiserschöpfung und damit ein Anfälligkeitspotential für Streß. Kommen weitere Streßoren hinzu, entsteht leicht ein Streßzustand.

Es ist durchaus möglich, daß die Verdrängungsfähigkeit, insbesondere zu Anfang des Erwachsenenalters, die Ich-Stärke und das Selbstwertgefühl aufbaut. Kann man den inneren Problemen die Stirn bieten, sich selbst zur Leistung ankurbeln und eine Karriere aufbauen, so kommt man mit den realen Lebensanforderungen zurecht. Diese Leistungen beweisen die eigene Stärke und schaffen Zufriedenheit mit sich selbst. Die verdrängten Inhalte lauern jedoch im Inneren und verhindern den Zugang zu den tieferen Schichten der Psyche. Somit werden auch die weiteren psychischen Entwicklungsschritte vereitelt, und es entsteht ein Potential für psychische Krisen. Die verdrängten Inhalte warten geradezu darauf, beim nächstmöglichen psychischen Ungleichgewicht zum Durchbruch zu gelangen. Bekannt für diese Vorgänge ist zum Beispiel die Krise des mittleren Lebensalters. Das Verdrängen führt im übrigen dazu, daß immer weniger spontan und emotional gelebt wird. Es muß immer mehr vom Kopf her kontrolliert und gesteuert werden. Der Versuch, das Leben nur über den Kopf zu bewältigen, gelingt nur für eine begrenzte Zeit.

❒ *Nachgrübeln*

Wenn sich Gedanken und Vorstellungen im Kreise bewegen und außer der Wiederholung nichts bewirken, können wir von Nachgrübeln sprechen. Das Nachgrübeln ist ein unproduktives Nachdenken. Es bewirkt keine Verarbeitung und keine Lösung der Probleme. Es ist ein quälendes und wiederholtes Nachdenken zum Beispiel darüber, was (Schlimmes) geschehen ist oder geschehen könnte, was man falsch gemacht hat, was demnächst zu erledigen ist. Es kann auch ein reines Spekulieren darüber sein, was der andere über dies und jenes denken und wie er reagieren könnte. Es wird zu viel nachgedacht und wenig geprüft. Der Grübler kann im Geist auch den geplanten Ablauf des nächsten Tages unentwegt neu durchdenken. Außerdem kann er im Geiste zu weit in der Zukunft sein. Er belastet sich heute und morgen unnötig damit, was später kommen wird. Dies gilt natürlich nicht für die konstruktive geistige Vorbereitung auf zukünftige Ereignisse.

Die Grübelei provoziert Sorgen und andere belastende Emotionen und hat so eine zermürbende und erschöpfende Wirkung. Sie unterhält das negative Lebensgefühl. Gegenstand des Nachgrübelns können die verschiedensten Inhalte, auch die Neurodermitis, sein. Das Gegenstück zum Nachgrübeln ist, voll in der Gegenwart zu sein. Das heißt, den eigenen Körper spüren und nicht nur zu denken, heißt aber auch, die gerade entstandenen Probleme bewußt wahrzunehmen und anzunehmen, Problemzusammenhänge zu erkennen und konkrete Schritte für ihre Bewältigung zu entwickeln. Es handelt sich also um einen konstruktiven Umgang mit Problemen, nicht um das Gefangen-Sein in Problemen.

Wenn Sie tagelang über ein scheinbar harmloses Ereignis nachgrübeln und es nicht loslassen können, dann sollten Sie sich die Frage stellen: «Was hat das Ereignis mit mir zu tun?» Bei der Klärung dieser Frage hilft Ihnen, wenn Sie die dabei entstehende Gefühle genau wahrnehmen: «Bin ich verletzt?» «Bin ich enttäuscht?» «Fühle ich mich bedrängt, ausgeliefert?» Versuchen Sie, genau zu spüren, was Sie wirklich berührt hat; zum Beispiel: Die Dominanz oder die Aggressivität des anderen Menschen? Die eigene Unsicherheit? Die eigene Verteidigungsschwäche? Die spontan herausgerutschte Gegenaggression?

Sinnbilder:

1. Für Streßzustand:
   «Eine eiserne, zur Faust geballte Hand»
2. Für streßfreien Zustand:
   «Eine lockere, offene, von Leben durchströmte Hand»

3. 4. 4. Übungen

Reflexionsübungen:

1. Wo setzt sich bei Ihnen das Streßerleben auf der Körperebene um? Als:
- Herzklopfen, Herzjagen, Herzstechen
- Kurzatmigkeit
- Unruhe im Magen und Bauch/Darm
- Magenbeschwerden
- Muskelverspannungen, welche ....
- Erhitzen des Körpers/Hitzewallungen
- Schwitzen
- Juckreiz
- Aufblühen der Neurodermitis
- Kratzneigung ohne Juckreiz

2. Wie ausgeprägt ist bei Ihnen im Alltag die innere Haltung «Ich muß – beziehungsweise Ich darf etwas tun?»

o----------o----------*----------o----------o

Ich muß   Ich darf

3. Wie hoch sind Ihre eigenen Erwartungen an sich selbst?

o----------o----------*----------o----------o
gar keine ganz hohe

4. Inwiefern sind Ihre Erwartungen durch die Maßstäbe der anderen bestimmt?

o----------o----------*----------o----------o
gar nicht ganz stark

5. Setzen Sie sich, eventuell halbbewußt, unter Leistungsdruck und hohe Anforderungen? Wenn ja, wann und wo? ....
Bewirkt dies eine Absenkung der Leistung oder eine zu grosse Erschöpfung? Könnte es sein, daß diese Zustände ohne den Druck nicht entstünden?

6. Prüfen Sie, inwiefern bei Ihnen die Unsicherheit ein streßverursachender Faktor ist. Machen Sie sich bewußt: je besser die Selbstsicherheit, um so unmöglicher der Streß. Sie bauen Ihre Selbstsicherheit auf, wenn Sie versuchen, die streßbegünstigende allgemeine Normvorstellungen in Ihrem Inneren zu relativieren. Meditieren Sie Sätze wie *«Unfähig sein ist gut» «Fehler machen ist in Ordnung» «Dumm sein ist normal» «Langsamkeit ist anstrebenswert»*.

7. Falls bei Ihnen auch äußerlich eine schwierige Situation besteht, bleiben Sie nicht bei den sorgenvollen Gedanken stecken. Machen Sie sich die schlimmstmögliche Konsequenz dieser Situation bewußt. Setzen Sie sich mit dieser Konsequenz so gründlich auseinander bis sie diese akzeptieren oder mit ihr konstruktiv umgehen können. Dann sind Sie innerlich frei.

Veränderungsübungen:

1. Bei der Streßtherapie bilden die Entspannungstechniken wie Autogenes Training, Entspannungstraining und Yoga eine gute Basistherapie. Wie bereits aus dem Text dieses Kapitels hervorgeht, ist das Erkennen und der Abbau der inneren Streßursachen, der streßenden Einstellungen und Erwartungen, das Kernstück der Streßbewältigung. Die Voraussetzung hierzu ist die Selbsterkenntnis und die bewußte Wahrnehmung der eigenen Zustände, das heißt, der Aufbau der Sensibilität für sich selbst. Entsprechende Übungen haben Sie bereits in vorangegangenen Kapiteln kennengelernt.

2. Die mittels Übungen erlernte Selbstwahrnehmungsfähigkeit müssen Sie auch im Alltag einsetzen lernen. Das bedeutet, zu bestimmten Tageszeiten oder gelegentlich die Aufmerksamkeit in sich zu lenken, um den momentanen körperlichen und psychischen Zustand genau zu erkennen und einzustufen (locker, angespannt, gehetzt).

3. Wenn Sie im Tagesgeschehen wahrnehmen, daß Sie gestreßt sind oder sich in Hektik hineinsteigern, so können Sie als gezielte Kurzmaßnahme die Erfahrungen aus den Entspannungstechniken wie folgt einsetzen: Sie halten Ihre Aktivität innerlich kurz an, wenden sich nach innen und leiten über die Denkimpulse wie «Ruhig und langsam» «Loslassen» «Fallenlassen» «Bin ruhig und entspannt» eine psychische und körperliche Entspannung ein. Auch eine minimale Entspannung ist sinnvoll. Sie wird um so schneller und effektiver eintreten, je besser die Entspannungstechnik beherrscht wird und je öfter das Loslassen während der Tätigkeit praktiziert wird.

4. Die im Autogenen Training gesammelten Erfahrung des Körpers, auf Entspannungsbefehle zu reagieren, kann auch zum Abbau des kontraproduktiven Leistungsantriebs genützt werden. Zunächst ist es notwendig, die Einstellung «Nur unter Druck ist Leistung möglich» innerlich dauernd in Frage zu stellen und durch die neue Einstellung *«Ohne Druck leiste ich mehr!»* zu ersetzen. Dieser Satzinhalt sollte so lange meditiert werden, bis er innerlich vertraut wird. Ist dies getan, kann in der realen Arbeitssituation die Lockerung geübt werden, indem man sich während der Arbeit zum Beispiel immer wieder sagt «locker» und bewußt mit dem Körper, der Muskulatur nach unten geht, sie fallen läßt.

5. Das Ziel ist es, lockerer zu werden. Je lockerer, um so leistungsfähiger und gesünder ist man. Also machen Sie sich daran
- sich selbst bewußter zu spüren
- streßende Einstellungen abzubauen
- individuelles Gleichgewicht zwischen Aktivität und Ausgleich zu finden
- individuelles Gleichgewicht zwischen Beachtung der eigenen und der fremden Bedürfnisse herzustellen

3. 5. Abgrenzung und Aktivismus

Aktivität, die nicht im ausgleichenden Wechselspiel mit Entspannung und Selbstempfindung steht, führt zu Selbstverlust, Streß und zur Überschreitung von Belastungsgrenzen.

Streß und insbesondere Dauerstreß entstehen oft aus Aktivismus. Aktivismus bedeutet zu viel und zu schnell tun. Er äußert sich auch darin, daß die Zeit voll verplant wird. Man überhäuft sich automatisch mit Aktivitäten. So entstehen Zeitdruck, Hektik und Unruhe. Es bleibt keine Zeit für sich selbst und für den Ausgleich. Die Selbstentfremdung beherrscht das Leben, und das Gleichgewicht zwischen Aktivität und Ruhe ist zerstört.

Das Leben wickelt sich in Gegensätzen ab. Auch die Gegensätze Aktivität und Entspannung sollten in einer individuell zuträglichen Wechselwirkung zueinander stehen. Angemessene Aktivität gehört selbstverständlich zum Leben und ist auch bei Neurodermitikern sinnvoll. Solange die Aktivität das Gefühl vermittelt «Ich lebe gut», nimmt sie nicht Überhand, und ein Ausgleich über Ruhe und Entspannung ist möglich. Problematisch wird die Aktivität, wenn sie zum Aktivismus ausartet, und vor allem dann, wenn dieser zwanghafte Züge annimmt. In diesem Fall treibt der Zwang zur Tätigkeit auch dann an, wenn die Einsicht über die Notwendigkeit der Aktivitätsreduktion da ist. Die Selbstbegrenzung kann nicht mehr umgesetzt werden. In diesem Zustand ist das gezielte Loslassen und Entspannen unmöglich, der Gedankengang kann nicht abgestellt werden. Der Geist beschäftigt sich vor allem damit, was alles noch zu tun ist, und der Gedanke «Dies und jenes kann ich noch erledigen» ist allgegenwärtig.

3. 5. 1. Merkmale des überaktiven Menschen

Die Neigung zum Aktivismus äußert sich üblicherweise nicht nur während der Arbeitszeit, sondern automatisch auch während der Freizeit. In diesem Fall sorgen neben der verplanten und hektischen Arbeitszeit die verschiedensten häuslichen, nachbarschaftlichen, sportlichen und gesellschaftliche Aktivitäten für die Fortsetzung des Stresses in der Freizeit. In diesem Zusammenhang spricht man vom ***Freizeitstreß.*** So bleibt keine Zeit für sich selbst, und so wird die Selbstbegegnung und Selbstbesinnung vermieden. Diese Selbstvermeidung geschieht oft unbewußt, und ihr Sinn wird erst durch die Analyse der individuellen psychischen Lage ersichtlich.

Der Überaktive will viel tun, überall dabei sein, überall mitmachen und nichts verpassen. Er merkt in der Regel nicht, daß er dadurch sich selbst verpaßt. Der Aktivist hat auch das Gefühl, alles schaffen zu können und zu müssen. Er kennt keine Grenzen und denkt über Begrenzungen nicht nach. Erst über die Hautkrankheit wird er auf Grenzen aufmerksam gemacht. Die Krankheit signalisiert, daß er sich begrenzen sollte.

Sportliche Aktivitäten, bei denen die Freude an der Bewegung im Vordergrund steht, bewirken positiven Streß. Sport, der unter innerem Leistungsdruck getrieben wird, führt zum negativen Streß. In einem gewissen Ausmaß praktiziert und am Erleben von Freude orientiert, bewirken sportliche Aktivitäten das Abreagieren von körperlichen Spannungen, Energienabgabe und ein verbessertes Körperempfinden. Diejenigen sportlichen Leistungen, die zur absoluten körperlichen Verausgabung und Erschöpfung führen, sind verschiedentlich motiviert. Nicht selten werden sie wegen des durch die Endorphinausschüttung bewirkten Hochgefühls praktiziert. (Endorphine sind körpereigene Opiate.) Sie werdern oft auch wegen der durch die Verausgabung entstehende körperliche Selbstempfindung und Entspannung betrieben. Bei diesen beiden Motivationsformen geht es darum, über die Sportaktivität das Abschalten der üblichen Denk- und Lebensabläufe zu erlangen. Dies ist auch über Entspannungs- und Meditationstechniken möglich.

Die durch Sport bewirkte körperliche Entspannung bedeutet jedoch nicht zwingend psychische Entspannung. Besonders dann nicht, wenn die dauernd aufkeimenden psychischen Spannungen auf unerledigten inneren Konflikten und Problemen beruhen. Diese psychischen Spannungen drängen auch darauf, abgebaut zu werden. Wird der Spannungsabbau nur körperlich betrieben, so entsteht schnell und immer wieder das Bedürfnis nach neuer Körperbetätigung. Der Betroffene gerät so in einen Teufelskreis von Aufladen – Abreagieren – Aufladen. Wird also die sportliche Aktivität zu oberflächlich betrieben und nicht durch Selbstbesinnung ergänzt, führt sie eher zur Selbstentfremdung als zur Selbstfindung.

Bei Aktivismus werden in der Regel weder die psychischen noch die körperlichen Belastungsgrenzen wahrgenommen. Selten ahnt oder erdenkt sich der Aktivist die Grenzen, er beachtet sie keinesfalls. Der Aktivist kennt weder Aktivitätsbegrenzung noch Ausgleich. Erst der Neurodermitisschub, die Krankheit, zieht die Grenze. Sie wirft den Aktivisten aus der Eigendynamik des Streßzirkels hinaus.

Beim Aktivismus bedeutet Abgrenzung:
Distanz zu Aktivitäten und Zuwendung zu sich selbst entfalten! Um diesen Zustand zu erlangen, ist die Kenntnis der tieferen Antriebsgründe von großer Bedeutung.

3. 5. 2. Die Gründe des Aktivismus

Die allgemeinen tieferen Gründe der überhöhten Aktivität sind vielfältig. Welche der folgenden vier Neigungen trifft auf Sie zu?

❒ ***Ablenkung von sich selbst***
Die spontan gemachte Erfahrung, daß bei Aktivitäten die Ablenkung von der inneren Unruhe möglich ist, wird als geeignete Strategie gern weiter eingesetzt. Sie kann auch vernünftig begründet werden: «Wenn ich was tue, dann geht es mir besser, ich denke nicht an die Krankheit und kratze nicht.» Als Ablenkungsstrategie geht der Aktivismus jedoch selten auf. Durch die Reizüberflutung und die Überbelastung wird Streß erzeugt. Somit wird das vegetative Nervensystem aus dem Gleichgewicht gebracht und so die Hautkrankheit unterhalten. Es entsteht ein Teufelskreis, der ständig die Nervosität aufrechterhält.

Die Ablenkung wird eingesetzt, weil Angst besteht, sich selbst zu spüren. Der ablenkende Aktivismus ist eine Vermeidungstechnik. Er verhindert das Erkennen der inneren Quellen der Unruhe, das Aufsteigen von unangenehmen Gedanken und Emotionen. Es kann sich um verschiedenste unbewältigte Erlebnisse und Zustände handeln. Es können beispielsweise emotionale Belastungen sein, die durch den Verlust von Nahestehenden oder durch einen sexuellen Mißbrauch entstanden sind. Es kann auch um Emotionen gehen, die mit dauerhaften psychischen Problemen zusammenhängen wie Einsamkeit, Verlassenheit, Leere, Sinnlosigkeit, Sehnsucht nach Liebe, Sehnsucht nach Freiheit und Unangepasstheit. Die Überaktivität dient als Verdrängungstechnik und verhindert mit dem Verdrängen der Gefühle auch das Selbstempfinden. Die Annahme der Emotionen ist ein wichtiger Einstieg in die Selbstfindung.

❒ ***Selbstwertaufbau***
Über die hohe Leistung und den Aktivismus wird Selbstwertaufbau betrieben. Das heißt, die Aktivität hilft, Minderwertigkeitsgefühle auszugleichen und sich das Gefühl zu vermitteln «Ich tue was; ich kann was; ich bin was wert». Diese Kompensation artet gern in Ehrgeiz und verbissene Ernsthaftigkeit aus. Dies geschieht auch deswegen leicht, weil in der Regel die innere Aktivismusneigung durch die Außenwelt verstärkt wird. Die kollektiven Normen bewerten das Aktivsein als etwas nur Positives. Mit der Aktivität werden also gewisse Selbstbestätigung und manchmal auch die Anerkennung von außen erreicht. Dies ist besonders für die hungrige Seele des Narzißten Balsam.

In diesem Zusammenhang ist oft feststellbar, daß der Betroffene in der Kindheit nur belohnt und anerkannt wurde, wenn er Leistung erbrachte. Unter Umständen war alles, was er tat, zu wenig oder zu wenig gut. Er erlebte Bewertungen wie «Es müßte noch besser sein!».

❒ ***Personenorientierte Sensibilität***
Das eigene Ich ist unwichtig. Wichtig ist, für andere zu tun, es anderen recht zu machen. Die Fähigkeit, nein zu sagen, sich abzugrenzen, ist nicht entwickelt. Es dominiert das Gefühl, den Forderungen der anderen genügen zu müssen. Wegen der fehlenden Abgrenzung werden die fremden Forderungen innerlich zu eigenen gemacht. Nicht selten dominiert die Einstellung, auch ohne Forderungen für andere viel tun zu müssen.

❒ ***Nicht anders wissen***
Seit Kindheit besteht die gelernte verinnerlichte Einstellung «Man muß viel leisten» «Man leistet ohne Rücksicht auf sich» «Man ist stark und hält alles durch». Die bei solchen Einstellungen praktizierte Selbstmißachtung ist ein relativ verbreitetes unbewußtes Leitbild in unserer Gesellschaft und wird so

als normal eingestuft. Dazu kommt, daß in der Gesellschaft das Aktivsein nur positiv gesehen und bewertet wird.

Gerade Neurodermitiker müßten wissen, daß ihre Belastungsgrenzen aus Gründen der psychosomatischen Labilität (Schubgefahr) ernst zu nehmen sind. Jene Neurodermitiker, die in den einseitigen gesellschaftlichen Vorstellungen von Aktivsein gefangen sind, neigen dazu, sich selbst zu hart zu behandeln und zu überschätzen. So überfordern und verausgaben sie sich. Die völlige Verausgabung muß natürlich nicht nur auf die sportliche Leistung bezogen sein. Sie ist beispielsweise auch bei Neurodermitikern in helfenden und anderen Berufen zu finden. Erst die Einsicht in die individuellen psychischen Antriebsfedern und ihre Bearbeitung kann die Basis für einen krankheitsgerechteren Umgang mit eigener Leistung bilden.

❒ ***Nachholbedürfnis***

Aktivismus kann sich auch als Reaktion auf die schlechte, durch den Neurodermitisschub beeinträchtigte Lebensphase einstellen. Durch einen länger anhaltenden Neurodermitisschub wird die Lebensfähigkeit und die Lebensqualität sehr beeinträchtigt. Der Juckreiz, der Schmerz der offenen oder entzündeten Haut erzeugt Schwäche und leidvolle psychische Zustände und verhindert manchmal auch die Durchführung der notwendigsten Alltagsaktivitäten. Ist die Schubphase endlich vorbei, entsteht das Bedürfnis, all das Verpaßte nachzuholen. Der Neurodermitiker fühlt sich wieder stark und steigert sich immer mehr in das aktive Leben. Sein Lebensgefühl ist vom positiven Streß gekennzeichnet. Er kann sogar eine überschwengliche Lebensfreude empfinden und dadurch seine Belastungsgrenzen nicht mehr wahrnehmen. Der Aktivismus provoziert dann einen erneuten Schub.

3. 5. 3. Aktivismus als Selbstwertaufbau

Im Zusammenhang mit dem Selbstwertaufbau hat der Aktivismus manchmal die Funktion, nach außen den Eindruck zu vermitteln, man sei besonders stark und fähig. Es handelt sich jedoch nicht um einen echten Selbstwertaufbau, sondern um Ausgleich oder Vertuschen der Minderwertigkeit. Die Haltung «Ich packe alles» wird insbesondere dann destruktiv, wenn die scheinbare Stärke auch bezüglich der Krankheit eingesetzt wird. Dann ist es für den Betroffenen sehr schwierig, die durch die Neurodermitisschübe verstärkten Belastungen zuzugeben. Er neigt dazu, seine Belastungsgrenzen und seine Erschöpfung nicht zum Ausdruck zu bringen. Er kann weder um Hilfe bitten, noch Hilfe annehmen. Außerdem wirkt sich diese Haltung auch auf Kontakte und Beziehungen aus. Die anderen wissen nicht, woran sie mit dem Betroffenen sind oder wissen nicht, wann er Hilfe braucht und wann nicht. Er selbst fühlt sich aber nicht verstanden oder gar mißachtet. Erst wenn er merkt, daß er selbst diese unklaren Situationen erzeugt, gewinnt er die Basis für die Veränderung. Er kann sich nun bemühen, seinen Selbstausdruck zu verbessern. Gelingt ihm dies nicht, isoliert sich der Schein-Starke emotional immer mehr von den anderen. Im Laufe der Zeit baut er eine immer festere psychische Mauer um sich und fühlt sich darin unecht und unwohl. Seine Kontakte können nicht intim und innig werden.

Die Neigung, über Aktivismus den Selbstwert aufzubauen, kann am folgenden Beispiel illustriert werden: Bei einer 47jährigen Neurodermitikerin beruhte der Antrieb zum Aktivismus auf der Haltung «Ich muß über alle möglichen Informationen verfügen.» So wollte sie für jede Lebenssituation vorbereitet sein. Sie wollte immer gut sein und stets alles im Griff haben. Sie wollte vermeiden, eventuell ratlos oder hilflos zu werden. Dagegen erlebte sie die Neurodermitis stets als etwas, dem sie ausgeliefert war, worauf sie keinerlei Einfluß hatte. Sie hatte unbewußt durch ihre Haltung, alles wissen zu wollen, ihre Krankheit unterhalten. Sie erreichte über ihre Strategie genau das Umgekehrte von dem, was sie beabsichtigte. Durch das ständige Zuhören und Aufnehmen von Informationen und durchs Nachdenken war sie überfordert, erschöpft und litt unter Dauerstreß. Sie wollte das Leben nur über den Kopf und durch Leistung bewältigen, wie sie es bereits im Elternhaus gelernt hatte. Obwohl sie bereits seit Jahrzehnten diese Strategie praktizierte, war sie zu keinem befriedigenden Ergebnis gekommen. Ihr Ziel, in womöglich allen Lebenssituationen sicher und reaktionsfähig zu sein, kann sie nicht ausschließlich durch den Kopf erreichen, da es zu einseitig ist. Sie kann ihr Ziel eher durch die Ganzwerdung erreichen. Körperlich beschrieben bedeutet es, an den Kopf auch Brust, Bauch und Beine anzuschließen. Dann vermindert sich der Streß, und Gelassenheit in Form von Spontaneität und Vertrauen nehmen in ihr und ihrem Leben zu.

Das Problem der Aktivität und Überforderung spielt sich bei manchen Neurodermitikern zwischen den Extrempolen der Überaktivität und der völligen Passivität ab. Insbesondere in den besseren, schubfreien Phasen steigert sich dieser Neurodermitiker in die Leistung hinein. Er fühlt sich endlich wieder gut und stark, geht aktiv seine Aufgaben an, erledigt lieber alles heute als morgen. Er befindet sich im Eustreß (positiver Streß). Aber auch der das Selbstwertgefühl antreibende Eustreß führt nach einer gewissen Zeit zu Erschöpfungszuständen oder sogar zu Distreß (negativer Streß).

Diese Bewegung zwischen hoher Aktivität und depressiver Passivität kannte eine 43jährige Neurodermitikerin gut. Seit ihrer Kindheit strebte sie danach, jemand zu werden. Ihr Vater wertete sie ab und erwartetet von ihr zugleich hohe und perfekte Leistung. Sie versuchte, ihr minderwertiges Empfinden über hohe Leistung, Perfektion und ständige Aktivitäten zu überwinden. Sie stellte jedoch immer wieder fest, daß sie den Erwartungen der inneren väterlichen Instanz nicht genügte und so weiterhin «niemand» war. Diese Feststellung stürzte sie in Depressionen und Neurodermitisschübe. Die Krankheit war zugleich eine legale Flucht vor den überhöhten inneren Anforderungen an sich. Nach jahrelangem Bemühen um sich selbst und mit psychotherapeutischer Hilfe konnte sie diese inzwischen innerlich sehr stark verfestigten psychischen Muster erkennen und relativieren und einen neuen Weg suchen. Statt sich zwischen den zwei Varianten Überaktivität und Depression zu bewegen, war sie nun daran, eine dritte Variante, die sie «sanfte Kraft»nannte, zu entfalten. Diese neue Lebensqualität (die sanfte Kraft) erlebte sie als eine Form von Vitalität, die außerhalb des alten Schemas stand und eine subtile Lebensfreude bedeutete. Sie mußte nun weder gut und elitär sein, noch sich minderwertig und unfähig fühlen, sondern durfte so sein wie sie ist, wie es ihre Bedürfnisse, Fähigkeiten und ihr tieferes Selbst vorsehen. Sie mußte nicht mehr über ihre Leistung eine abstrakte Norm befriedigen, sondern nur noch ihr inneres Selbst. Sie konnte also ihr vom Vater geprägtes Über-Ich verändern, dem eigenem Selbst mehr Raum geben und so Streß, Schübe und Depressionen verringen.

3. 5. 4. Aktivismus und Alter

Der durch Aktivismus und zu viel Härte mit sich erzeugte Streß hat nicht immer lineare Ursachen wie: «Weil man nicht nein sagen kann, wird man mit Aufgaben überhäuft.» Der aktivistische Streß ist manchmal auch entwicklungsbedingt. Ein bestimmtes Denken und Verhalten wie «Ich muß immer für die anderen da sein» oder «Ich muß immer mein Maximum leisten!» kann über viele Jahre einigermaßen gut verkraftet werden. Ab einer bestimmten Lebenssituation oder einem bestimmten Lebensalter verursacht es zu große Belastungen und wird nicht mehr akzeptabel und verkraftbar. Dies besonders dann, wenn eine innere Grundspannung entsteht. Eine Grundspannung entsteht zum Beispiel zwischen der Gewohnheit «stets aktiv und für andere da zu sein» und den unbefriedigten Bedürfnissen nach Selbstfindung und tieferer Entfaltung. Die Spannung zwischen diesen Gegensätzen erzeugt immer mehr Frustrationen oder gar Wutreaktionen. Diese aggressive Basis verstärkt sich bei Situationen mit Streßpotential. Das bedeutet, durch sie wird man anfälliger für Streß.

Ein entwicklungsbedingter Streßauslöser ist oft bei Neurodermitikern zu finden, bei denen die Krankheit erst im Alter der vierziger und fünfziger Jahre ausbricht. Die Neurodermitis wird ausgelöst, weil der unbewußte Mißbrauch der eigenen Kräfte zu lange getrieben wurde. Der Mißbrauch führte zur stetigen Verausgabung oder sogar zum Raubbau am Körper und an der Psyche. Diese Verausgabung und Selbstmißachtung konnte über Jahre und Jahrzehnte gut ausgehalten werden, weil eine gute allgemeine gesundheitliche Konstitution bestand. Der etwa ab dem 40. Lebensjahr beginnende, natürliche Abbau des Körpers führt zur Verschiebung von Belastungsgrenzen. Wenn sich dazu noch die innere Suche nach einem neuen Lebenssinn anbahnt, müßte der gewohnte und unreflektierte, aktivistische Lebensstil abgebrochen werden. Wird unabhängig davon versucht, die hohe Leistung zu erhalten, bewirkt erst der Krankheitsausbruch den Abbruch der gewohnten Lebensweise. In dieser Situation ist es für den Betroffenen sehr schwierig, die Krankheit und den Stillstand zu akzeptieren und Änderungen einzuleiten. Er hat das ausgeprägte Bedürfnis, so zu sein wie vorher. Das heißt, hart sein und alles schaffen, ohne Rücksicht auf den eigenen Zustand. Weil die Selbstzuwendung nicht entwickelt ist, fehlt auch das Bewußtsein, daß vom Inneren her ein weiterer persönlicher Entwicklungsschritt fällig ist, daß neue Lebensinhalte oder Schwerpunkte zu erkennen und zu verwirklichen sind.

Schlußfolgerung:
Der Aktivismus ist ein typisches Produkt der innerpsychischen Abläufe. Diese führen zur übermäßigen Aktivität und erzeugen so äußere Streßoren. Wenn Sie erkennen, wie Sie selbst bestimmte Situationen provozieren, haben Sie schon einen Schritt in die richtige Richtung getan. Diese Erkenntnis bildet die Basis für die weitergehende Auseinandersetzung und Selbstveränderung. Hierbei können Ihnen die nachfolgenden Übungen praktische Anstöße sein.

Sinnbild:
Mein unruhiger, gehetzter Flug durch die Lüfte geht zu Ende. Ich bin nun ein Baum. Meine festen Wurzeln geben mir Halt, und ich bin aufrecht. Ich bin zugleich beweglich und sensibel, habe Kontakt zu den anderen Bäumen. Trotz und dank meiner festen Wurzeln kann ich freudig tanzen.

3. 5. 5. Übungen

Reflexionsübungen:

1. Wie sieht bei Ihnen das Verhältnis zwischen Aktivität und Selbstzuwendung (Entspannung, Ausgleich) aus?

2. Was ist Ihnen wichtiger:
Ihre Aktivitäten/Ihre Leistung oder Ihr Wohlergehen/Ihre Gesundheit?

3. Wie gut können Sie Ihre Tagesaktivitäten und Erlebnisse innerlich verarbeiten? Führen Ihre Aktivitäten zu einer Reizüberflutung? Wirkt sich diese bei Ihnen als Unruhe und Nervosität oder als Einschlafstörung aus?

4. Machen Sie sich bewußt: «Wenn ich auf hohe Aktivität verzichte, verzichte ich auch auf diese Form der Selbstbestätigung! Ich gewinne jedoch

Zeit für mich selbst. Ich habe dann Zeit, mich selbst zu spüren, zu entspannen, meine Gefühle und Bedürfnisse ernst zu nehmen. Will ich es?»

5. Machen Sie sich bewußt, was es für Sie innerlich bedeutet, Aktivitäten abzubauen, Forderungen der andern nicht zu erfüllen, nein zu sagen. Was passiert mit Ihrem Gefühl, gebraucht zu werden, sich zu bestätigen, sich als Helfender gut zu fühlen?

6. Setzen Sie Ihre Aktivität als Ablenkung von sich selbst ein? Wenn ja: Welche in Ihrem Inneren lauernden Gefühlen wollen Sie so vermeiden? ....

Wenn für Sie diese Gefühle zu bedrohlich sind und Sie sie darum nicht zulassen können, sollten Sie professionelle psychotherapeutische Hilfe in Anspruch nehmen.

7. Welche der oben im Text angeführten Aktivismusgründe treffen auf Sie zu? Gehen Sie die einzelnen Punkte nochmals durch....................................

Wahrnehmungsübungen:

1. Wie oft übergehen Sie im Alltag die vom Körper und Geist signalisierte Müdigkeit? .... mal. Ist es gut so?

2. Lernen Sie, Ihre psychische und körperliche Zustände über die bewußte Selbstwahrnehmung zu unterscheiden und zu bewerten. Es geht um Zustände wie:
⇨ angespannt – entspannt
⇨ gehetzt – ausgeglichen
⇨ erregt – ruhig
⇨ belastet – locker
⇨ erschöpft – frisch

3. Die wiederholte Wahrnehmung der im Laufe des Tages wechselnden Körperempfindungen baut die Fähigkeit zur Selbstempfindung auf. Diese können Sie einsetzen, um psychische Ursachen für Ihre Unruhe und Ihre Schübe zu erkennen. Sie können sie jedoch auch einsetzen, um Ihre persönliche Belastungsgrenzen im Alltag bei Arbeit und Freizeitaktivitäten ausfindig zu machen.

4. *Vorgehen beim Erkennen von Belastungsgrenzen:*

⇨ Registrieren Sie ganz bewußt Ihre Körperempfindung bei den negativen Lebenszuständen wie: gehetzt, aufgeregt, erschöpft sein.

⇨ Merken Sie sich genau jene negative Körperempfindung, bei der die Belastung von Ihrem Organismus noch toleriert wird, das heißt, wenn eine schnelle Regeneration möglich ist.

⇨ Unterscheiden Sie diesen Zustand genau von dem nächstfolgenden Zustand, der nicht mehr toleriert wird und sich destruktiv auswirkt.

Sie müssen diese Selbstwahrnehmung so lange wiederholen, bis Sie genügend Erfahrungen gesammelt haben. Dann können Sie aufgrund dieser Erfahrungswerte schnell und genau erkennen, wo Ihre persönlichen Belastungsgrenzen liegen. Der nächste Schritt ist, diese Grenzen zu berücksichtigen: also Aktivitäten reduzieren und Ausgleich suchen. Die Selbstwahrnehmung oder die Beachtung der bewußten Grenzzustände ist ungenügend, wenn die Überforderung erst über den so provozierten Schub bemerkt wird.

Veränderungsübungen:

Generell zur Reduktion des Volumens von Aktivitäten:

Lernen Sie:

- Alarmsignale des Körpers zu beachten
- Aktivitäten nach Wichtigkeit und Interesse auswählen und so
- Aktivitäten abbauen und
- Zeit für sich selbst in den Tagesablauf einplanen
- Diese Zeit für sich selbst nützen, also
- Ausgleich und Selbstbesinnung praktizieren und
- Sich als Nicht-Tätigen lieben

Halten Sie dabei durch, bringen Sie Disziplin auf. Es wird sich auszahlen.

Konkret zur Reduktion des Volumens von Aktivitäten:

1. Befassen Sie sich mit den Möglichkeiten, Ihr Selbstwertgefühl anders als über Aktivitäten zu stärken. Zum Beispiel durch Selbstakzeptanz, Selbstachtung, Selbstzuwendung, Entspannung, Meditation oder durch die untenstehenden Übungen.

2. Unterscheiden Sie zwischen Arbeitszeit und Freizeit und stellen Sie fest:

- Welche Aktivitäten kann ich abbauen, ohne in Konflikte mit den anderen zu geraten? ....
- Welche Aktivitäten möchte und sollte ich abbauen, jedoch in Konflikte gerate, mich also durchsetzen muß?..

Jene Aktivitäten, die nicht zu Konflikten führen, können sie sofort beginnen abzubauen. Jene, die zu Konflikten führen, zunächst gut geistig, über Vorstellungen, vorbereiten. Versetzen Sie sich in Ihre gewünschte Rolle und sammeln Sie die passenden Argumente. Sprechen Sie diese auch laut aus. Um dabei auch Ihre Durchsetzungskraft einzusetzen, besinnen Sie sich auf die Selbstzentrierungsübungen aus dem Kapitel 3.2.3.

3. Beispiele für Verminderung des Aktivitätsvolumens während der Arbeit:
- Weniger Überstunden
- Nein bei zusätzlichen Aufgaben
- Bei starkem Schub und echtem Kranksein zu Hause bleiben

Wo können Sie konkret mit der Reduktion ansetzen?

4. Vorgehen bei Verminderung des Aktivitätsvolumens während der Freizeit:
⇨ Wählen Sie aus, welche von Ihnen nun praktizierten Aktivitäten für Sie persönlich wirklich interessant und wichtig sind. Sie müssen also Ihr Ego einschalten und feststellen, was Ihre eigenen Bedürfnisse sind.
⇨ Uninteressante Aktivitäten aufgeben oder ablehnen, also die Durchsetzungskraft des gesunden Ego einsetzen.

⇨ Legen Sie täglich oder wöchentlich Präferenzen (Wichtigkeitsskala) fest. Bestimmen Sie also bewußt:
- was ganz wichtig ist
- was weniger wichtig ist
- was später zu erledigen ist und
- was ganz zu lassen ist

⇨ Erledigen Sie zunächst die wichtigen und fälligen Angelegenheiten. Dinge, die später zu erledigenden sind, lassen Sie los. Befassen und belasten Sie sich nicht bereits jetzt mit ihnen. Statt dessen stärken Sie bewußt Ihr Vertrauen in eigene Fähigkeiten: «Wenn es so weit ist, werde ich es schaffen!».

Eine wichtige Präferenz ist jene, Zeit für sich selbst einzuplanen. In dieser Zeit diszipliniert Selbstzuwendung und Entspannung üben, die gewünschte Veränderungsrichtung phantasieren. Danach aber auch die momentanen Bedürfnisse befriedigen. Ruhepausen einschalten. Etwas Gutes, Angenehmes für sich tun.

5. Das ***«Geschehen-Lassen»*** üben, das heißt, Planung und Vorhaben gehen zurück. Die Aufmerksamkeit ist frei und bereit, sich dem zuzuwenden, was sich spontan aus dem Inneren oder von außen her ereignen will. So erhöht sich auch die Bereitschaft, spontane Ereignisse als sinnvoll und bedeutend anzusehen. So wird Gelassenheit geübt, Tatendrang und Streß abgebaut.

6. Das ***«Reine Sein»*** versuchen zu erleben:
«Ich bin einfach da, weil ich da bin.»
«Ich ruhe in mir oder betrachte den Zug der Wolken und muß nichts tun, nichts leisten, sondern nur sein, die Kraft und den Fluß des Lebens in mir spüren.»

Beim «Reinen Sein» haben Sie sich selbst und die Zeit, sich selbst zu sein. Sie sind an sich wert genug: «Ich bin genug, wenn ich nur bin, untätig und ohne Absicht.» So sind Sie bei sich selbst und voll im Hier und Jetzt.

3. 6. Abgrenzung und Perfektionismus

Perfektionismus strebt Unrealistisches an. Verselbständigt er sich zum Zwang, so wird das Leben von Unruhe, Hetze und Streß dominiert.

Eine weitere, sehr verbreitete Verhaltensform, welche tätigkeitsorientierte Streßzustände und Dauerstreß erzeugt, ist der Perfektionismus. Perfektionismus kann man als Vollkommenheitsstreben übersetzen. Er bedeutet das Streben nach immer weiterer Vervollkommnung einer einmal begonnener Tätigkeit. Perfektionismus ist die innere Haltung, welche den Anspruch an sich selbst erhebt, eine vollkommene Leistung zu erbringen. Der Perfektionismus äußert sich neben dem Streben nach einem vollkommenen Arbeitsprodukt auch im Anspruch an sich selbst, fehlerfrei zu sein. Er manifestiert sich weiterhin in der Überbetonung von Zuverlässigkeit, Pünktlichkeit, Ordnung und Gewissenhaftigkeit. Perfektionismus wird zumeist auf Vervollkommnung von Inhalten außerhalb seiner selbst, selten auf die Vervollkommnung oder Vervollständigung des eigenen Wesens ausgerichtet.

Die perfektionistische Haltung ist bis zu einem gewissen Grad sinnvoll. Wird sie jedoch zu weit getrieben, wird sie absurd und destruktiv. Bei bestimmten Tätigkeiten ist der Perfektionismus nicht nur für den Perfektionisten destruktiv, sondern auch an sich sinnlos. Dies trifft zu, wenn die angestrebte Vervollkommnung unnötig ist und der Erfahrung der Realität widerspricht. Dazu ein Beispiel: Ein Perfektionist putzt die Fenster. Er kann sie nur relativ sauber kriegen. Man kann auch bei größter Mühe immer noch einige Partikel und Schmierstellen finden. Auch wenn der Perfektionist das Fenster relativ sauber hinkriegt, behält es diese Sauberkeit nur für den Moment. Schon im nächsten Augenblick kann sich eine Fliege oder ein Staubpartikel darauf setzen. Das scheinbar Perfekte gibt es nur einen kurzen Moment lang. Wie frustrierend ist die Realität, wenn man das Fenster womöglich immer perfekt sauber haben möchte! Die Frustration entsteht aus der unrealistischen Erwartung an die Sauberkeit und aus der damit zusammenhängenden unrealistischen Anforderung an sich selbst, die perfekte Sauberkeit zu erreichen. Der Perfektionist will das Absolute dort erzielen, wo es nicht erzielbar ist oder wo es gar nicht nötig ist.

Der Pefektionist kann die Grenze zwischen Sinn und Unsinn nicht ziehen.

Sein Bewußtsein unterliegt dem zwanghaften Antrieb des Perfektionsmusters zu noch Besserem. Das psychische Perfektionsmuster hat sich also verselbständigt und bestimmt das Denken, Fühlen und Verhalten. Der Perfektionist kann bei Aufgaben kaum einen Endstrich ziehen und sagen «Nun ist es fertig!». Es gibt immer wieder Verbesserungsmöglichkeiten, und so gibt es weitere Arbeit am begonnenen Werk, und neue Aufgaben stauen sich an. So entsteht Druck und Streß. Hinzu kommen noch die Spannungen, die aus dem zu hohen oder gar irrealen Anspruch an sich selbst entstehen. Das gesetzte Ziel ist schwer oder gar nicht erreichbar, so ist Frustration, Selbstabwertung und Selbstbezichtigung als Folge vorprogrammiert.

Das Entstehen des Perfektionsmusters hängt oft mit erlernten Denkvorgängen und Minderwertigkeitsgefühlen zusammen. Während der Kindheit und Jugend stehen sich zwei psychische Bereiche gegenüber. Einerseits die natürliche Minderwertigkeit, also das Unvermögen, das Leben alleine zu bewältigen, und andererseits der Ehrgeiz, es zu schaffen. Die auf Leistung und Perfektion ausgerichtete Erziehung bringt viele Abwertungen mit sich. So entsteht aus der natürlichen Minderwertigkeit ein Minderwertigkeitskomplex. Zugleich wird das sogenannte Über-Ich, die verinnerlichte Strenge, zu ausgeprägt. Durch die immer bessere Leistung will der erwachsene Perfektionist der drohenden und strafenden Über-Ich-Instanz in sich genügen und seinen Wert beweisen. Gleichzeitig erwartet er vom Über-Ich Anerkennung und Belohnung. Diese bleiben jedoch zumeist sowohl auf der äußeren Ebene, zum Beispiel beim Chef, als auch innerlich aus. So bleibt nur noch die Hoffnung, durch noch perfektere Leistung inskünftig vielleicht doch Belohnung zu erheischen. Dadurch steigert sich der Perfektionist in einen immer starreren Teufelskreis von Antrieb und Überforderung hinein.

Die Minderwertigkeit als Antrieb des Perfektionismus kann am Beispiel eines 50jährigen Neurodermitikers gezeigt werden. Er wurde im Rahmen seiner beruflichen Tätigkeit bei der Übernahme von neuen Aufgaben von immer massiverer Angst erfaßt. Dies, obwohl er dauernd die Erfahrung machte, auch neue Aufgaben fachlich ganz gut zu bewältigen. Die Realität seiner Fähigkeit konnte trotz jahrzehntelanger Berufstätigkeit seine Angst nicht abbauen. Es gelang deswegen nicht, weil er nicht die entsprechend gleiche, gute Fachausbildung der Kollegen besaß, fachlich war er jedoch seinen Kollegen überlegen. Durch Fleiß eignete er sich gute Fachkenntnisse an. Objektiv gesehen müßte er sich nicht minderwertig fühlen. Sein Arbeitsgefühl war jedoch durch seine Ausbildungsminderwertigkeit bestimmt. Sie war auch der Antrieb, eine überperfekte Arbeitsleistung zu erbringen. So konnte er sich sicherer fühlen, jedoch nur für einen Moment. Zu seinem Nachteil verlangte der Perfektionismus von ihm viele Überstunden und Überbelastungen, die immer wieder zu Streß und Neurodermitisschüben führten. Diese Nachteile waren jedoch gänzlich unnötig. Er hätte auch mit einer wesentlich weniger perfekten Leistung eine sehr gute Leistung erbracht und hätte sich viel Streß und Erschöpfung ersparen können. Er steigerte sich rein innerlich in seinen irrealen Anspruch «Eigentlich müßte ich die gleiche Ausbildung wie meine Kollegen haben, um gleich gut zu sein». So überschüttete er sich mit unnötig hohem Arbeitsaufwand, den niemand in seiner Umgebung erwartete und der der Sache nicht diente.

Der zwanghafte Perfektionismus überlistet oft das Bewußtseins. Dies trifft beispielsweise zu, wenn der Perfektionismus einem einflüstert «Du mußt zunächst dies und jenes erledigen, und dann kannst du dir Ruhe gönnen!» So verhielt es sich auch bei einer 30jährigen Neurodermitikerin. Sie konnte keine Unordnung aushalten. Sie verfuhr nach dem Grundsatz «Ich muß zunächst alles sauber und fertig haben, dann kann ich entspannen.» Sie konnte jedoch nur die erste Hälfte diesen Leitsatzes verwirklichen. Sie kam zu Hause praktisch nie zur Ruhe. Sie mußte immer vollkommener aufräumen und noch besser dies und jenes im Haushalt erledigen. Sie wollte perfekte Ordnung und alles erledigt haben, um sich dann gut zu fühlen und zu entspannen. Was sie erreichte, war jedoch das pure Gegenteil. Sie war dauernd aktiv, überbelastet, erschöpft und litt unter Unruhe, Streß und Krankheitsschüben. Sie war von ihrem vegetativen Nervensystem her so gereizt und innerlich so angespannt, daß sie stets antrieben war. Sie konnte nur noch arbeiten und nicht mehr loslassen. Sie konnte auch nicht mehr einschlafen. Wenn sie sich zur Ruhe legte, liefen die verschiedensten Ereignisse des Tages wie ein unendlicher Film ab. Da sie sehr sensibel war, nahm sie auch normale Ereignisse sehr intensiv auf. Sie verarbeitete diese Eindrücke im Laufe des Tages nicht, weil sie stets beschäftigt war. So blieb ihrer Psyche nur noch die Zeit vor dem Einschlafen, um sich zu melden und verhinderte so den Schlaf. Auch ihr Mann sah sich durch ihre Unruhe und ihre perfektionistische Haushaltsführung beeinträchtigt. Dank seiner Rückmeldung begann die Patientin, ihr Verhalten zu reflektieren und stufte es als unmöglich und veränderungswürdig ein. Aus dem Teufelskreis des Perfektionismus konnte sie jedoch erst durch die Abreise in den Kuraufenthalt ausbrechen. Weg von Alltag, Arbeit,

Haushalt und Pflichten konnte sie langsam zu sich selbst und zur Ruhe finden. Zugleich konnte sie unter psychotherapeutischer Betreuung ihren psychischen Zustand besser analysieren und auch erkennen, daß es andere Möglichkeiten gibt, sich zu bestätigen und zum Beispiel lernen, sich selbst zu anerkennen und gern zu haben.

Die perfektionistische Neigung kann durch die Neurodermitis unterstützt werden. Dies trifft zu, wenn das Selbstwertgefühl durch den Hautmakel geschwächt wird und der Betroffene überlegt: «Wenn ich so schlecht aussehe, so muß ich zumindest bei meinen Tätigkeiten perfekt sein.» Zumeist merkt er nicht, daß er durch den so erzeugten inneren Druck seine Krankheit verschlechtert und so einen Teufelskreis anheizt.

Der Perfektionist erwartet manchmal auch von anderen Menschen einwandfreie Leistungen. Es werden unrealistisch hohe Ansprüchen nicht nur an sich, sondern auch an die anderen gestellt. Dies führt natürlich zu Enttäuschungen und Konflikten. Wenn der Perfektionist nicht genügend reflektiert, neigt er dazu, seine Frustration über das Beenden der Beziehung zu lösen.

Reflexionsübungen:

1. Was bewirkt Ihr Perfektionismus bei Ihnen und bei Ihrer Umgebung? Wollen Sie diese Auswirkungen?

2. Wenn Sie diese Auswirkungen nicht wollen, setzen Sie sich zunächst mit folgenden Fragen auseinander:

- Wann begann mein Perfektionismus? Waren schon in der Kindheit Anzeichen dafür da?
- Wie waren/sind meine Mutter, Vater, Verwandte?
- Was bedeutet für mich Dreck, Schlamperei, Faulheit, Spaß?
- Ist dieses Gegenstück auch in mir vorhanden?
- Ich muß diese Eigenschaften in mir suchen, mich mit ihnen auseinandersetzen, sie als eigene Anteile akzeptieren und mich trotzdem gut finden.

– Falls Ängste auftreten, zu nachlässig oder schlampig zu werden, lerne ich sie zu akzeptieren. Ich lasse mich durch sie jedoch nicht im alten Perfektionsmuster halten.

3. Machen Sie sich ganz deutlich bewußt: Sie sind perfekt, und Sie können zu jeder Zeit noch perfekter sein.

4. Da Sie zu jeder Zeit wieder perfekt oder noch perfekter sein können, dürfen Sie beruhigt sein. Sie können sich immer auf diese Ihre Fähigkeit verlassen.

5. Sie können es sich nun also auch leisten, die Mitte zwischen Perfektionismus und Schlamperei anzustreben, das heißt, die Freiheit zu entfalten, je nach Bedarf zu entscheiden, wann und wie Sie arbeiten, aufräumen und wann Sie loslassen, entspannen, genießen.

Veränderungsübungen:

1. Als Perfektionist wollen Sie immer zumindest 100 Prozent, zumeist jedoch 150 Prozent erreichen. Um diese Haltung abbauen, prägen sich durch Wiederholung die folgenden Inhalte ein:

– Bereits 80 Prozent oder 90 Prozent sind sehr gut und gelten im realen Leben oft als perfekt.
– Die meisten Menschen nehmen den Unterschied zwischen 90 Prozent und 100 Prozent gar nicht wahr
– Ich darf fehlerhaft und unperfekt sein, ohne für andere an Wert zu verlieren.
– Ich werde auch bei 90 Prozent Genauigkeit von anderen geliebt und anerkannt.
– Wenn ich 90 Prozent Genauigkeit erreiche, lobe ich mich und beende die Tätigkeit.

2. Planen Sie Ihren Tagesablauf so, daß Sie genügend Zeit für sich selbst und für Muße haben. Beginnen Sie den neuen Tagesablauf in jener Lebensphase umzusetzen, in der Sie relativ ruhig und ausgeglichen sind. Zum Beispiel nach einem Urlaub oder einem Kuraufenthalt.

3. Um Zeit zu gewinnen, streichen Sie sofort jene Arbeiten, die nur wegen der Erhaltung des Pefektionszwanges getan wurden.

4. Erwarten Sie grundsätzlich für Ihre Leistungen keine Anerkennung von außen. Loben Sie sich selbst. Tun Sie es insbesondere dann, wenn Sie sich weniger perfektionistisch verhalten. Lassen Sie sich auch von Ihrem Partner loben.

5. Tun Sie sich jeden Tag etwas Gutes. Nehmen Sie bewußt und genießerisch positive Erlebnisse oder Körperempfindungen wahr.

6. Besprechen Sie Ihre perfektionistischen Neigungen und Ihre Bemühungen, sie abzubauen, mit vertrauenswürdigen Menschen. Nehmen Sie die Unterstützung der anderen an, falls Sie Ihnen behagt. Schützen Sie sich vor Manipulanten und Lächerlichmachern.

7. Praktizieren Sie ausdauernd Gelassenheitsübungen. Zum Beispiel: «Unordnung betrachten und lernen, dabei womöglich entspannt und ruhig zu bleiben.» Also nicht dem Perfektionismusimpuls «Aufräumen!» nachgeben, sondern die entstehende größere Spannung aushalten und so die automatisierte Aufräumreaktion durchbrechen und im Laufe der Zeit abbauen.

3. 7. Abgrenzung und Rückzug

Je stärker das Ich, um so klarer die Grenzen, und um so weniger ist Distanz nötig.

Der Rückzug ist eine Form des Schutzes. Sich selbst und die eigene Intimität zu schützen, ist ein menschliches Grundrecht. Zum Beispiel hat der Angeklagte das Recht auf Verteidigung. Ebenso ist das Eindringen in die private Wohnsphäre ohne Einwilligung des Bewohners eine Straftat, Hausfriedensbruch. Das Schweigen über eigene psychische Intimität, über die inneren Gemütszustände, ist auch ein Schutz. Er ist dann sinnvoll, wenn begründet kein Vertrauen in den Zuhörer gesetzt werden kann. Selbstschutz bedeutet auch, sich selbst Belastungs- und Leistungsgrenzen zu setzen und diese zu berücksichtigen. Eine solche Begrenzung bedeutet zum Beispiel Schutz der eigenen Gesundheit. Sinngemäß bedeutet die Geschwindigkeitsbegrenzung im Straßenverkehr den Schutz vor Unfallrisiken.

Nachfolgend werden zwei Rückzugsformen, der ängstliche Rückzug und der Rückzug bei Selbstfindung, beschrieben. Es gibt jedoch auch den aggressiven Rückzug. Mit diesem wird die Unlust oder die Unmöglichkeit, sich mit dem andern auseinanderzusetzen, manifestiert. Das gespannte Schweigen und das Ignorieren des andern ist trotz der äußeren Passivität ein Angriffsakt. Die Stimmung ist von aggressiven Energien dominiert, und deswegen sprechen wir vom aggressiven Rückzug.

3. 7. 1. Der ängstliche Rückzug

Vermeidet oder verläßt jemand aus Unsicherheit immer wieder soziale Situationen, so sprechen wir von Kontaktangst. Dieser Mensch schützt sich deswegen durch den Rückzug, weil sein Ich zu schwach ist. Die anderen erscheinen ihm unrealistisch stark, und er fühlt sich zu unterlegen. Er fürchtet sich und vertritt nicht seine Individualität. Er meint, seine individuellen Neigungen seien den Erwartungen der anderen oder der Normvorstellung nicht zuträglich. So entsteht das Schamgefühl. Die Zurückhaltung und Ängstlichkeit beruht auf unterentwickelten Zügen der Persönlichkeit wie Selbstzentrierung, Selbstausdruck und Selbstpräsentation. Oft wirkt das fehlende Vertrauen in sich selbst, die anderen und das Leben überhaupt, mit.

Der ängstliche Rückzug kann grundsätzlich in zwei Formen praktiziert werden. Erstens als konkretes körperliches Vermeiden oder Verlassen einer Situation (Flucht). Zweitens als rein psychischer Rückzug. In diesem Fall bleibt man körperlich anwesend, nimmt sich aber bezüglich Ausdruck oder psychischer Beteiligung zurück. Dieser psychische Rückzug wird zumeist in Gruppensituationen praktiziert. Der Betroffene ist in sich gekehrt. Er ist passiv, er schweigt oder reagiert nur. Dies aus Unsicherheit und Angst vor eigenen Fehlern und Dummheiten, beziehungsweise den Stärken der anderen.

Der Rückzug kann sich – je nach der äußeren Situation – auch als sinnvolle Strategie erweisen. Er signalisiert folgendes: Entweder ist man am Geschehen nicht interessiert, oder die eigenen Kräfte und Fähigkeiten reichen nicht aus, um die Situation anders zu bewältigen. In diesem Falle ist der Rückzug im Moment die bestmögliche Lösung. Er ist zugleich ein Hinweis auf die Unfähigkeit, die aktuelle Lebenssituation anders bewältigen zu können.

Der ängstliche Rückzug will Kontaktsituationen, in denen aus der Ich-Schwäche Gefühle von Ängstlichkeit und Unsicherheit entstehen, vermeiden. Der Betroffene kann oder will diese nicht aushalten. Der ängstliche Rückzug ist also ein Meideverhalten. Durch die den Rückzug auslösenden Gefühle wie Unsicherheit, Kontaktangst, Mittelpunktangst und Gruppenangst erscheint eine bestimmte Situation gefährlicher oder schwieriger, als sie wirklich ist. Die Angstgefühle machen den Rückzug zur unausweichlichen Notwendigkeit. Es ist also nicht die äußere Situation, sondern das eigene Unvermögen, mit dieser sicher genug umzugehen. Ein Mensch mit guter Selbstsicherheit und Standhaftigkeit kann also in der gleichen Situation auf den Rückzug verzichten.

Der ängstliche Rückzug ist ein Ersatz für die unterentwickelte Ich-Stärke und Abgrenzungsfähigkeit. Der Rückzug oder die Vermeidung von schwierigen Situationen schützt vor Streß und unangenehmen Gefühlen. Zugleich wird jedoch auch das Bemühen um den Aufbau der Selbstsicherheit gemieden. Der Zweck des ängstlichen Rückzugs ist die Vermeidung des Selbstverlustes in Kontaktsituationen. Wir können ihn auch als Bedürfnis nach Selbstzentrierung interpretieren. Wenn sich der Sensible zurückzieht, spürt er sich selbst wieder.

Der Rückzug aus Angst vor der Umwelt, aus Kontakt- und Konfliktscheue ist bei Neurodermitikern immer wieder zu finden. Der ängstliche Rückzug funktioniert als übermäßiger Schutz vor der Umwelt und als Ersatz für Selbstsicherheit und Ich-Stärke. Diese Konstellation kann am folgenden Beispiel veranschaulicht werden. Es handelt sich um eine Neurodermitikerin im 36. Lebensjahr. Sie litt seit Kindheit an Neurodermitis, die bis vor zwei Jahren in leichter Form verlief. In den letzten Jahren nahmen Konflikte am Arbeitsplatz zu, und die Frau wurde so vermehrt mit ihrer Ich-Schwäche und der Unfähigkeit, sich zu wehren und durchzusetzen konfrontiert. Sie hatte «starke» Eltern, insbesondere eine dominante Mutter. Diese hatte bereits in der Kindheit für ihre Tochter gesprochen, sie abgewertet, für unfähig gehalten, grundlos bestraft und sie bis ins hohe Erwachsenenalter bevormundet. So blieb die Neurodermitikerin alleinstehend, kontaktarm, unselbständig, unsicher und durchsetzungsunfähig. Ihr Leben war trost- und sinnlos; sie litt unter depressiven Verstimmungen.

Sie lernte bereits in der Kindheit, eine psychische Mauer um sich zu errichten. Diese war insbesondere als Schutz gegen die Mutter gemeint. Als sie in der Therapie diese psychische Mauer visualisierte, erschien diese als massige Mauer aus Stein und Beton rings um die Patientin. Die Mauer war in beide Richtungen undurchlässig und strahlte eine graue und trostlose Stimmung aus. Entsprechend war der psychische Zustand der Patientin, sie war seit Jahren depressiv. Die Mauer ermöglichte jedoch vor allem in der Kindheit und Jugend Schutz gegen die Mutter und sicherte so das psychische Überleben. Im Erwachsenenalter wirkte die Mauer jedoch zu abkapselnd. Sie verunmöglichte den Selbst- und den Gefühlsausdruck, die Einwirkung auf die anderen, aber auch die Aufnahme von außen. Sie lähmte also das Erlernen von Kontakt- und Beziehungsfähigkeit. Diese Mauer war ein Ersatz für die Ich-Stärke, Selbstsicherheit und die gesunde Abgrenzungsfähigkeit, welche die Basis für gesunde Durchlässigkeit und lebendige Kontakte ist. Die Patientin mußte nun endlich lernen, sich in sich selbst zu zentrieren, denn sie hatte überall dort mit sich Probleme, wo sie in Kontakt kam. Der Antrieb dazu war die massive Verschlechterung der Neurodermitis seit einem Jahr, was ihr das Leben schwerer machte und sie mit ihren Schwächen konfrontierte.

Das Sprengen der Mauer war nicht einfach und auch nicht möglich, weil die Frau sonst ganz schutzlos der Umwelt ausgeliefert gewesen wäre. Nach mehreren Therapiesitzungen gelang es ihr, die Steinmauer gegen eine dicke Glaswand auszutauschen. Diese Glaswand war durchsichtig und akustisch durchlässig. Durch diese Wand konnte sie nach außen kommunizieren und auch von außen Kommunikation aufnehmen. Sie hatte aber in der Glaswand zugleich einen genügenden Schutz, und sie konnte die Wand so beeinflussen, daß die bedrohlichen von außen auf sie zukommenden Inhalte aufgefangen oder abgespickt wurden. Sie war mit dieser Wand sehr zufrieden. Sie hatte nun eine klare Grenze, mit der sie sich nicht nur schützen, sondern endlich von den andern auch unterscheiden konnte. Sie konnte sich so von Problemen der andern abgrenzen, konnte aber auch durchlässig sein. Sie lernte diese neue Daseinstendenz auch als reales Verhalten am Eßtisch in der Klinik und in Gesprächen auszuprobieren. Damit begann der erste Schritt in die richtige Richtung, der durch viele weitere Schritte in einer längeren Psychotherapie am Wohnort erweitert werden mußte.

Der ängstliche Rückzug ist durch Kontaktscheu und Ich-Schwäche der sensibel-unsicheren Persönlichkeit bedingt. Das Rückzugsverhalten besteht oft seit der Kindheit und wird durch die Neurodermitisschübe vertieft oder beim Abbau gehindert. Zumeist ist ein ruhiges, schüchternes Kind für die Eltern ein bequemes und artiges Kind, und sie bemühen sich gar nicht, dem Kind aus seiner Unsicherheit, Kontaktangst und Ausdrucksarmut zu helfen. Seine Rückzugstendenz kann es sogar zum Außenseiter werden lassen. Wird die Problematik des ängstlichen Rückzugs nicht angegangen, verfestigt sie sich im Laufe des Lebens immer mehr. So kann man Neurodermitiker antreffen, die, obwohl sie im reifen Alter der fünfziger Jahre stehen, seit ihrer Kindheit in der Rolle des Außenseiters leben. Sind vielleicht verheiratet, fühlen sich jedoch in Gruppen und Mittelpunkt-Situationen so unsicher, so daß sie diese meiden. Sie lernten nie, sich mit solchen Situationen zu konfrontieren und diese auszuhalten, sondern reagierten mit Flucht, Rückzug und Vermeiden. Sie schafften es nicht, ihr Ich so zu stärken, daß sie sich den anderen gegenüber stellten, um standhaft zu bleiben. Dagegen vertieften und verfestigten sie im Laufe ihres Lebens den Glaubenssatz «Ich kann nicht.»

Wenn jemand kontaktschwach ist und auch noch viele negative Erfahrungen mit anderen Menschen macht, kann er sich zum Außenseiter entwickeln. Sein Gefühl bezüglich der Umwelt wird immer bitterer und immer mehr durch die Haltung «Ich will mit Menschen lieber nicht viel zu tun haben» bestimmt. Das Leben als Außenseiter ist eine pessimistische und innerlich verfestigte Form des ängstlichen Rückzugs. So wird die Rückzugs- und Vermeidungstendenz zum zentralen und andauernden Lebensthema. Es ist ein Verhalten, das im Laufe des Lebens zumeist immer mehr Leid, Unzufriedenheit und Entwicklungsstagnation erzeugt. Die Rolle des Außenseiters ist die extremste Form des ängstlichen Rückzuges.

Der Rückzug als indirekte Abgrenzungsform ist solange notwendig, bis die Selbstsicherheit und die direkte Abgrenzung entfaltet werden kann. Das Selbstbewußtsein und die Kontaktfähigkeit wird gerade durch das «Sich-Begeben» in die schwierigen Situationen und das Bestehen darin aufgebaut. Man besteht, wenn man übt, die direkte Abgrenzung zu praktizieren, das heißt, eigene Standpunkte, eigener Meinungen, Gefühle auszusprechen oder Meinungen der anderen zu verneinen oder abzulehnen.

3. 7. 2. Rückzug bei Selbstfindung

Der ängstliche Rückzug ist vom Rückzug bei der Selbstfindung zu unterscheiden. Dieser fordert das Allein-Sein, um Selbsterkenntnis oder kreative Vorgänge zu ermöglichen. Der ängstliche und der selbstfindende Rückzug kombinieren sich insbesondere beim introvertierten Menschentypus, der sich schlecht in der sozialen Realität behaupten kann, jedoch auch Zeit braucht, um in sich hinein gehen zu können. Dies ist insbesondere dann der Fall, wenn eine neue psychische Entwicklungsphase oder kreative Vorgänge angeregt sind. In diesen Situationen besteht neben der Notwendigkeit der Selbstzuwendung auch eine erhöhte innere Verletzbarkeit, und das Alleinsein ist ein sinnvoller Schutz. Der Rückzug ermöglicht, zu der selbstbetrachtenden Ruhe zu gelangen und so die innerpsychischen Entwicklungsprozesse zu realisieren.

Der kreative Rückzug ist jene Form der Selbstzuwendung, welche die Gestaltung von inneren kreativen Impulsen ermöglicht. Dieser Rückzug ist ausreichend bekannt bei Künstlern und Forschern. Aber eigentlich hat jeder Mensch gewisse kreative Fähigkeiten. Beim kreativen Rückzug ist man zumeist allein. Der Rückzug zur Selbstfindung kann auch rein psychisch, also während sozialen Situationen, realisiert werden. Es handelt sich dabei um die Selbstzentrierung wie sie bereits im Kapitel 3.2. beschrieben wurde.

Eine weitere Form des Rückzugs zur Selbstfindung sind die psychotherapeutischen Sitzungen. Die therapeutische Situation ist so gestaltet, daß ein «geschützter Raum», eine Abgrenzung zu der äußeren Realität besteht. So ist es gut möglich, sich aus dem Strom des Alltagslebens herauszunehmen. Auf diese Weise kann die Selbstzuwendung, Selbstbesinnung, Selbsterkenntnis und Selbstwandlung leichter und besser geschehen. Auch nach der Sitzung sollte der Patient Zeit für den selbstfindenden Rückzug zur Verfügung haben, um die wichtigsten Inhalte nochmals durchzugehen, zu notieren und sonst zu bearbeiten. Dies ist ein zweiter Schonraum. Der folgende Schritt sollte jedoch wieder zurück ins äußere Leben führen, um dort die gewonnenen Erkenntnisse umzusetzen. Letztlich soll das in der Therapie Erarbeitete ins Leben einfließen.

Der Rückzug zur Selbstfindung ist also ein gezielter Rückzug. Er beruht nicht auf ängstlichem Unvermögen, sondern ist ein mehr oder minder bewußtes Bemühen, zu sich selbst zu finden. Diese Rückzugsform ist eine konstruktive Abgrenzung. Neben Selbsterkenntnis wird sie auch eingesetzt, um Selbstverlust oder Erschöpfung zu beheben. In diesem Fall ist es ein konstruktiver Akt, um sich zu entspannen, Energie zu schöpfen und zu regenerieren. Durch psychische Verausgabung, zu viel an Aktivitäten, Streß oder durch den Schub entsteht Unruhe, Erschöpfung und Selbstverlust. Der Rückzug, das Suchen der Ruhe, das Liegen fördern die Selbstzentrierung und die Energetisierung des Ich. Genau dies tun zum Beispiel pubertierende Jugendliche, sie ziehen sich zurück und liegen viel. So laden sie energetisch ihr Ich auf. Der Aufbau des Ich und der Autonomie ist ja auch die Aufgabe der Pubertät.

Beim introvertierten Menschen bildet der Rückzug zwecks Selbstfindung die Grundlage für die Erlangung seiner Identität, Individualität und Selbstsicherheit. Diese Eigenschaften werden jedoch erst durch die Selbstdarstellung nach außen, in der Gruppe, zur vollen Blüte gebracht. Das Offenbaren und Vertreten der eigenen Individualität gegenüber den andern stärkt die Selbstsicherheit. Der Rückzug zur Selbstfindung hat für sensible und introvertierte Menschen auch die folgende Bedeutung: Mit dieser Rückzugsform können sie ihre kontemplative (besinnliche, meditative) Seite bewußt leben. Ist die kontemplative Seite vorhanden und wird das Bedürfnis nach meditativer Selbstzuwendung gespürt, jedoch nicht praktiziert, besteht die Gefahr von vertiefter Selbstentfremdung. Das Ziel wäre, sich einerseits bewußt zurückzuziehen, um zu meditieren und andererseits sich bewußt und womöglich selbstsicher in Kontakten und Beziehungen zu bewegen.

Guter psychischer Schutz nach außen ist gegeben, wenn die psychische Energie genügend aktiv und im geordneten Fluß ist. Dies wird möglich bei gut ausgeprägter Selbstsicherheit, Angstfreiheit, beim kontrollierten Fluß von Emotionen, bei Selbstzentrierung, bei Ausgleich und Aufladung über Entspannungstechniken. Dies ist nur möglich und erreichbar, wenn man sich Zeit für sich selbst nimmt und langfristig an sich arbeitet.

Schlußfolgerung:
Das psychische Entwicklungsziel für den Sensiblen ist, den ängstlichen Rückzug abzubauen und den Rückzug zwecks Selbstfindung aufzubauen.

3. 8. Abgrenzung und Individualität

Unterscheidung und Akzeptanz der individuellen Unterschiede verschaffen Abgrenzung und erleichtern das Zusammenleben.

Die bewußtere Entfaltung der Individualität begann bei uns in der Neuzeit. Erst mit der Ausbreitung der Aufklärung und des Humanismus kamen immer breitere Bevölkerungsschichten dazu, die individuellen Aspekte ihrer Psyche aufzudecken. Dieser Prozeß dauert bis heute fort. Früher blieb die Entfaltung des Individuellen nur den Machthabern vorbehalten. Das Fehlen der Individualität in der Mehrheit der Bevölkerung hat sich in der Menschheitsgeschichte vorwiegend negativ ausgewirkt. Früher waren es zumeist religiöse Ideologien; in der jüngsten Zeit sind es vor allem politische Ideologien, welche den Menschen die scheinbar einzige und absolute Wahrheit vorgaukeln wollen. Die kollektiven Werte und Auffassungen suggerieren die Existenz des absolut Richtigen und erwarten die Unterwerfung des einzelnen unter diesen scheinbar einzig richtigen Ideengehalt. Jede totalitäre Gruppierung, von der Politgruppe bis zur Sekte, unternimmt alles, um die Entfaltung der Individualität ihrer Mitglieder auszuschalten. Das Individuelle zerstört nämlich die kollektive Gleichschaltung. Wo Individualität entfaltet wird, da besteht auch das Bedürfnis nach Eigenverantwortung und Selbstbestimmung. Es wird also nicht nach einem starken Führer, der die Geschicke der Gemeinschaft leitet, verlangt. Uns interessiert hier jedoch die Individualität als Mittel zur Abgrenzung.

3. 8. 1. Individuum und Kollektiv

Die Betrachtung des Menschen als einmaliges Individuum führt schnell zu der Erfahrung, wie verschieden wir Menschen und unsere Entwicklungswege sind. Wir merken auch schnell, wie verschieden die Bewertungen, Interpretationen und sogar Wahrnehmungen ein und desselben Dinges oder Ereignisses bei einzelnen Menschen ausfallen. Die Auswahl der Wahrnehmungsschwerpunkte, der Bewertungs- und Interpretationsvarianten wird automatisch durch die individuellen psychischen Muster, durch die individuelle Persönlichkeitsstruktur vorgenommen.

Wir sollten aber nicht der Illusion verfallen, daß es nur Individuelles gibt. Wir können ebenso schnell feststellen, wie ähnlich wir Menschen sind. Wir bestehen nicht nur körperlich, sondern auch psychisch aus gleichen Bausteinen, den sogenannten Archetypen. Ebenso wie einzelne Körperteile, zum Beispiel Hände und Augen, bei jedem konkreten Menschen in seiner persönlichen Variante gestaltet sind, bekommen auch die universellen psychischen Bausteine, zum Beispiel der Mutter- und Vater-Archetypus, bei jedem einzelnen ihre individuelle Form. Die Archetypen ermöglichen das für die Wesensart Mensch typische psychische Empfinden. Einzelne Gemeinschaften betonen bestimmte Aspekte der Archetypen und erheben sie zu Normen. Dadurch entstehen zum Beispiel die Eigenheiten verschiedener Völker. Jeder Mensch ist also sowohl kollektiv als auch individuell. Sinnvollerweise sollten wir in einem Kontinuum denken, das sich zwischen den Polen «Individuelles» und «Kollektives» erstreckt. Wenn wir die Individualität entwickelt haben, können wir uns frei und bewußt zwischen diesen zwei Polen bewegen, uns einmal mehr diesem, dann wieder dem andern Pol nähern.

Je entfalteter die individuelle Identität ist, um so selbstverständlicher ist die Abgrenzung und die Toleranz gegenüber anderen Individuen, und um so weniger sind dann Normen für das Regeln des Zusammenlebens der Sozietät notwendig. Sie werden immer weniger notwendig, je mehr Menschen ihre Individualität und gesunde Autonomie entfalten. Früher war der Druck der Normen einer Gemeinschaft, Sippe oder Gesellschaft sehr stark ausgeprägt. Die Kontrolle des genauen Einhaltens der Normen unterdrückte jede Individualität. Es handelt sich um eine archaische Form des Zusammenlebens, welche auf den früheren Formen des Lebens und der Produktion basierte. In unserer hochtechnisierten Welt ist immer mehr die Individualität und Selbstverantwortlichkeit notwendig und möglich.

Eine soziale Gemeinschaft muß nicht nur durch Normen, Angleich und Anpassung zusammengehalten werden. Sie wird durch Toleranz besser und förderlicher in ihrem Zusammenhalt bekräftigt. In diesem Fall wird nicht das Gemeinsame verstärkt oder aufgezwungen, sondern das Unterschiedliche voll akzeptiert. Das Zusammenleben wickelt sich dann zwischen den sich ergänzenden Gegensätzen, Gemeinsamkeiten und Verschiedenheiten ab. Die Einseitigkeit und Gleichschaltung führt zur Ausmerzung der Unterschiede und so zur Verarmung des Lebens. Dank den sich in einer Gemeinschaft manifestierenden Unterschieden erkennen wir die Vielfalt der Wirklichkeit.

Schlußfolgerung:
Die verinnerlichten Normen bewirken die kollektive Gleichschaltung der einzelnen Individuen. Sich aus dem Gruppenangleich und der Überanpassung herauszubewegen, bedeutet, den Weg zur Individualität und Abgrenzung zu ebnen und so als echtes Individuum kontakt- und gruppenfähig zu werden.

3. 8. 2. Die Entfaltung der Individualität

Für die Individualität ist charakteristisch, daß sie zunächst als Gegenstück zu den kollektiven Vorstellungen und Regeln erscheint. Dieses Charakteristikum kann anhand des folgenden Traumes gut illustriert werden.

Eine 26jährige Neurodermitikerin befand sich am Anfang ihrer Selbstfindung. Dabei wurde sie auch mit dem Problem der Entfaltung ihrer Individualität konfrontiert. Ihr psychischer Zustand wurde über den folgenden Traum reflektiert.

Ich bin auf einem Vergnügungsdampfer. Ich befinde mich im hinteren Teil des Schiffes. Ich verspüre die Lust zu schwimmen. Ich springe ins Wasser und schwimme weg vom Schiff aufs Land zu. Die Gesellschaft auf dem Schiff verfolgt mein Tun und ist aufgeregt. Und schon höre ich das Rufen: «Das kannst du nicht machen! Du mußt in unsere Richtung, mit dem Schiff schwimmen!» Darauf drehe ich mich um und will in die angesagte Richtung mitschwimmen. Ich ertrinke dabei.

Zu dem «Schwimmen gegen die Schiffsrichtung» assoziierte die Träumerin ihr gegenwärtiges Bemühen, sich gegen die eingebürgerten üblichen Gedankengänge der Menschen zu wehren. Sie ist also daran, sich selbst als einmaliges Individuum zu finden, sich von den auch in ihr verinnerlichten, üblichen Vorstellungen zu lösen. Bisher paßte sie sich immer zu stark an. Der Prozeß des Herausschälens der eigenen Überzeugungen und Anschauungen ist für sie also nicht einfach. Er bedeutet für sie einen Kampf mit sich selbst und verlangt anderes Reagieren im Alltagsleben. Bei der Besprechung des Traumes deutet die Neurodermitikerin diesen Traum folgendermaßen:

«Der Traum, das Traumende, spricht eine deutliche Sprache: Wenn ich mich anpasse, ertrinke ich. Ich gehe als Individuum unter. Ich werde ein Massenroboter. Ich muß in meine eigene Richtung schwimmen. Ich darf mich nicht nach dem Denken der Masse richten!»

Ich konnte dieser Deutung voll zustimmen. Wer seine Individualität entfalten will, der muß zunächst «gegen den Strom schwimmen». So erkennt und stärkt er die eigene Kraft. Die Entfaltung der Individualität ist also zu Anfang des sogenannten Individuationsprozesses kein einfaches Unterfangen. Die Individualität erscheint zunächst als ein Gegensatz zu den kollektiv üblichen Vorstellungen. Schlußendlich läßt sich das Individuelle mit dem Kollektiven gut vereinbaren.

Die Individualität wird über das gesunde Ego entwickelt und hat mit Selbstzentrierung, Selbstfindung und Selbstausdruck zu tun. Der Individuationsprozeß bedeutet das Herausschälen des Eigenen aus den verinnerlichten gesellschaftlichen und familiären Normen und aus dem unreflektieren Einfluß der anderen. Es handelt sich sowohl um die bewußte Relativierung dieser Einflüsse als auch um die Findung eigener Werte, Maßstäbe und Lebensinhalte. Der Individuationsprozeß bedeutet, sich selbst zu erkennen, also zu erspüren, was in einem wirklich psychisch angelegt ist und es von dem zu unterscheiden, wie andere einen haben wollen. Das bedeutet, sowohl eigene Bedürfnisse und Werte als auch eigene Probleme und Unfähigkeiten zu erkennen und anzunehmen.

Die Schritte aus der kollektiven Gleichschaltung, den gleichen Denk- und Verhaltensreaktionen in bestimmten Situationen, sind nur stufenweise zu realisieren. Bei diesem Prozeß ist zunächst folgendes bewußt zu machen: Wo die Individualität fehlt, da dominieren die kollektiven Stereotypien. Das heißt, es wird in gewissen Situationen automatisch reagiert im Sinne von: «Das sagt, tut man» – «Das sagt, tut man nicht». Diese Reaktionsweisen können manchmal sinnvoll sein. Stets wiederholt, wirken sie bald langweilig und geistlos. Darüber hinaus verhindern sie die Eigenentwicklung und die Kreativität. Diese Reaktionsweisen verhindern also schlußendlich auch den möglichen produktiven und lebendigen Beitrag an die Gemeinschaft.

Der Aufbau des gesunden Ich, der Individualität und damit der Abgrenzung, ist für jene Neurodermitiker sehr wichtig, die unter ihrem sichtbaren Hautmakel leiden. Wenn sie sensibel und unsicher sind, setzen sie innerlich die Blicke und Bemerkungen der Mitmenschen zu stark als Eigenabwertung um. In diesem Moment fehlt dem unter der Entstellung seines Aussehens leidenden Neurodermitiker die Abgrenzung und die Individualität. Er übernimmt zu intensiv die Äußerung des andern und setzt sie über die verinnerlichte kollektive Norm «Man muß immer gut aussehen» gegen sich selbst ein. Er schämt sich, zieht sich zurück oder vermeidet Kontakte zu denen, die ihn angeblich so plagen. Er sollte jedoch erkennen, daß in der Regel sein Befinden durch seine innere Reaktion und nicht nur durch das äußere Ereignis entscheidend bestimmt wird.

Die Betonung der eigenen Individualität ermöglicht dem Neurodermitiker die bessere Akzeptanz der Krankheit:
- *«Die Neurodermitis ist ein Teil von mir!»*
- *«Ich bin so, ich habe Neurodermitis!»*
- *«Ich kann mich als Individuum den anderen zumuten, auch mit meiner Neurodermitis!»*
- *«Die anderen haben auch ihre individuelle Probleme, Makel oder Krankheiten, und sie dürfen auch so sein wie sie sind!»*

Über die Akzeptanz der individuellen Eigenheit und die Abgrenzung können die Aussagen und Reaktionen der anderen eher als deren Ausdruck belassen werden. Es wird erkannt, daß sie unter Umständen mehr über ihren Urheber als über den Gemeinten aussagen. Sie sind also nicht als etwas Absolutes, sondern als subjektive Aussagen zu sehen.

Über den Aufbau der Individualität wird beim Kontakt von zwei Individuen die psychische Vermischung vermieden und die Grenzziehung ermöglicht. Individuelle Auffassungen können als solche eingestuft werden:
- *«Du siehst es so! Es ist deine individuelle Variante!»*
- *«Ich sehe es so, und dies ist meine Sicht der Dinge!»*
- *«Es gibt noch andere Varianten (Gesichtspunkte), das Gleiche zu sehen!»*

Reflexionsübungen:

1. Lenken Sie Ihre Konzentration nach innen und entspannen Sie sich. Sagen Sie sich die folgenden Sätze und spüren Sie, wie Ihr Inneres auf die Inhalte reagiert.

- *«Ich bin einmalig!»*
- *«Ich bin so wie ich bin!»*
- *«Ich nehme mich in meiner Eigenart an!»*

Wenn sich innerlich etwas gegen diese Inhalte sträubt, müssen sie sich mit den Widerständen und mit den Inhalten vertrauter machen. Sie sollten also diese Sätze öfters innerlich anschauen und bewegen.

2. Machen Sie sich bewußt, daß Sie sich über das Aussprechen der individuellen Unterschiede abgrenzen können. Dazu die folgenden Beispiele:

- *«Du siehst es so!» – «Ich sehe es so!»*
- *«Jeder darf seine Sicht der Dinge haben!»*
- *«Es dürfen Unterschiede bestehen!»*
- *«Wir wollen die Unterschiede wahrnehmen und beachten!»*

3. Erkennen Sie, welche der folgenden Sätze Sie sich einprägen möchten:

- *«Ich darf anders sein als die anderen!»*
- *«Die anderen dürfen anders sein als ich!»*
- *«Verschiedenheiten können gut nebeneinander bestehen!»*
- *«Verschiedenheiten regen an und beleben!»*
- *«Die Vielfalt ergänzt sich zur Ganzheit!»*
- *«Der andere darf so sein wie er ist!»*
- *«Ich darf so sein wie ich bin oder werden will!»*

3. 8. 3. Individualität und Anpassung

Die Entfaltung der Individualität wird nicht immer nur über die zu starke Empfindsamkeit für die kollektiven Normen verhindert. Oft kombiniert sich diese Empfindsamkeit mit der zu ausgeprägten Anpassung an die Vorstellungen der unmittelbaren Umgebung. Diese psychische Situation kann zu starken psychische Belastungen führen. So war es bei einer Neurodermitikerin, die sich im 24. Lebensjahr befand. Sie war ein «Spielball» zwischen den Anforderungen und Erwartungen ihres Chefs, der Hobbygruppe, des Freundes und der Eltern geworden. Jeder dieser «Spieler» suggerierte ihr, daß seine Sache die wichtigste und richtigste sei. Sie wollte es allen recht machen, kam so aber in massive Konflikte und eine totale Erschöpfung hinein. Sie fragte sich immer, was das absolut Richtige sei. Sie mußte jedoch feststellen, daß es das gar nicht gibt. Sie erkannte, daß die anderen ihre eigenen Interessen als die absolut richtigen betrachtetn und auch sie für ihre eigenen Interessen gewinnen wollten. Was ihr fehlte, war das Empfinden ihrer Individualität und die dazugehörige Abgrenzung als Verteidigung der eigenen Interessen. Ihr fehlte somit auch das Gespür für das, was für sie selbst richtig und falsch war. Sie hatte nicht die Fähigkeit, bei sich selbst sein zu können. Sie kam mit ihrem Problem wesentlich weiter, als sie folgendes erkannte: «Vorstellungen darüber, was richtig und was falsch ist oder was gut und schlecht ist, sind zum großen Teil individuell und subjektiv.» Nach dieser Einsicht mußte sie lernen zu erkennen, welche Werte für sie persönlich wichtig sind, um aus dem zerreißenden «Spielball-Dasein» herauszufinden.

Der Lebensstreß und die Neurodermitisschübe dieser Patientin basierten auf der Unterentwicklung des Ich und der Individualität. Sie mußte lernen, sich über die Individualität abzugrenzen. Das bedeutet, eine klare Unterscheidung zwischen sich und den anderen Personen über die individuellen Neigungen vorzunehmen. Je bewußter die individuellen Unterschiede sind und je besser sie akzeptiert und ausgesprochen sind, um so eher werden falsche Erwartungen und Streß vermieden, und um so seltener entstehen negative Emotionen wie Ärger und Aufregung.

Das Bewußtsein, daß die Dinge des Lebens zum großen Teil relativ und die individuellen Unterschiede natürlich sind, bildet eine gute Voraussetzung für die Verbesserung der Abgrenzungsfähigkeit und der Selbsttreue.

Wer ein schwaches Ich und keine Individualität besitzt, der neigt dazu, sich durch andere lenken und bestimmen zu lassen und erwartet einfache Rezepte für die Meisterung des Lebens. Die Ich-Schwäche kann aber im Laufe des Lebens auch zur Sehnsucht nach der Entfaltung der Individualität führen. Wer seine Individualität aufbauen will, der muß zunächst in sich selbst hineinhorchen und dann beginnen, seine individuellen Bedürfnisse zu äußern. Dies verlangt unter Umständen die Verbesserung des Selbstausdrucks. Der gute Selbstausdruck ermöglicht Abgrenzung und Relativierung der Aussagen des Gegenübers. Dies zu tun, ist insbesondere denjenigen Menschen gegenüber wichtig, die glauben, immer alles und absolut richtig zu wissen. Dabei sind etwa folgende sprachliche Formulierungen hilfreich:

- *«Das ist nun deine persönliche Auffassung, Interpretation, Sicht der Dinge.»*
- *«Ich sehe es anders! – Ich sehe es so und so!»*
- *«Mein Bedürfnis ist so und so!»*

Beginnt ein Sensibler, seine eigene Meinung zu äußern oder die fremde Meinung zu relativieren, entsteht bei ihm zunächst oft schlechtes Gewissen. Dieses wird stärker, wenn bemerkt wird, daß das Gegenüber sich durch die Abgrenzungsversuche verletzt fühlt. Diese Situation muß jedoch vom Sensiblen akzeptiert und ausgehalten werden. Dabei ist hilfreich sich folgendes bewußt machen:

- *«Es ist nicht möglich, ein Individuum zu werden und sich selbst treu zu bleiben, ohne dabei andere nicht zu verletzen.»*
- *«Für übermäßige Kränkbarkeit der anderen bin ich nicht verantwortlich.»*
- *«Wenn ich weiter übe, bauen sich meine scheinbaren Schuldgefühle im Laufe der Zeit ab.»*

3. 8. 4. Individualität und Persönlichkeitsentwicklung

Der Aufbau der Individualität erfolgt nicht kurzfristig, sondern ist ein längerer Prozeß. Dieser ist um so langwieriger, je bestimmender die Fremdeinwirkung in der Kindheit war und je schwächer das Ich geblieben ist. Der tiefergehende Individuationsprozeß ist um so anspruchsvoller, je profilierter das angeborene Potential zur Selbstverwirklichung im Inneren angelegt ist. Dann wird viel Zeit für die Zuwendung zu sich selbst benötigt. Ist das Potential für die Entfaltung der Individualität vorhanden und verhindert, so meldet sich der Entwicklungssprozeß oft über eine Krise. Diese kann bei entsprechender Veranlagung auch den Körper erfassen. Dann bricht eine körperliche Krankheit aus oder verschlechtert sich. Hierzu das folgende Fallbeispiel:

Eine 34jährige Neurodermitikerin geriet in den letzten Jahren in eine Ehekrise, in immer intensivere Stimmungsschwankungen und Neurodermitisschübe. Diese beruhten auf einem nicht entfalteten Individualitätspotential. Sie konnte ihre Selbstfindung erst dank dem Klinikaufenthalt beginnen. Erst hier kam sie aus den übermäßigen Alltagsverpflichtungen heraus und fand Zeit für sich selbst. Der räumliche Abstand von zuhause hat sie nicht nur von der alltäglichen Überbelastung durch Beruf, Haushalt und Kinder befreit, sondern verschaffte ihr auch eine Abgrenzung vom Unverständnis ihres Mannes für ihren Zustand. Psychisch ging ihre Suche nach sich selbst über die Auseinandersetzung mit den traumatischen Erlebnissen in der Kindheit. Sie wurde sehr repressiv erzogen, und so wurde in ihr immer wieder jeder Funke von Individualität erstickt. Es wurde ihr auch bewußt, wie stark sie von ihren Eltern in die kollektiven Normen eingepresst wurde. In diesen kollektiven Schematas zu bleiben, wurde auch sehr stark von ihren Mann unterstützt und erzwungen. Sie wußte genau, wie sie zu sein hätte, spürte aber zugleich, daß es mit ihrem Inneren nicht übereinstimmte. So geriet sie in den letzten Jahren immer häufiger unter großen psychischen Druck.

Dank der räumlichen Trennung blieb die Einflußwirkung der Umgebung weg, und sie konnte beginnen, ihre Individualität zu erkennen und anzunehmen. In der Klinik konnte sie anfangen, ihre Eigenständigkeit, Selbstsicherheit und Autonomie zu leben. Sie ging zum ersten Mal alleine in ein Restaurant. Sie ging auch alleine spazieren und wandern, um ihr eigenes Gehtempo zu finden und umzusetzen.

Sie entdeckte, daß die Entfaltung der Individualität eigentlich ihr Grundbedürfnis ist. Sie merkte bald, daß dieser Prozeß nicht einfach ist. Erstens kam aus der Umgebung ein gewisser Gruppendruck. Zweitens meldete sich immer wieder die andere Seite in ihr, die den alten Zustand erhalten wollte und die Frau zur Anpassung drängte. Diese Seite äußerte sich in Gedanken wie: «Ich bin zu egoistisch!» «Ich habe nicht den Anspruch darauf, das zu tun, was mir gut tut». Sie brauchte mehrere Jahre der Selbstzuwendung und psychotherapeutische Hilfe, bis sie ihre individuelle Identität aufgebaut hat. Bei diesem Prozeß war die Ersatzabgrenzung immer wieder notwendig. Es war ihre Abwesenheit von zuhause, als Flucht aus der individualitätsfeindlichen Umgebung.

Je besser die Individualität und Selbstsicherheit entwickelt ist, um so weniger ist der ängstliche Rückzug, die Ersatz-Abgrenzung, um sich auszuschließen, abzukapseln, auszugrenzen, nötig. Individualität ist keine Flucht vor der Welt, sondern ein Dasein in der Welt, unter der Bewahrung der eigenen Einmaligkeit. Es besteht aus Flexibilität zwischen Selbstbehauptung und Anpassung, wobei die Ehrlichkeit zu sich selbst und die Selbstzuwendung im Mittelpunkt stehen. Über die gelebte Individualität werden neue Impulse in die Welt getragen. So besteht die Möglichkeit, sich individuell weiter zu entwickeln und zugleich der Gemeinschaft anzugehören. Dann entsteht das Selbsterlebnis: «Ich bin ein einmalig-individueller Teil des Ganzen».

3. 8. 5. Individualität und Grenzenlosigkeit

Die Entfaltung des gesunden Ego und der Abgrenzungsfähigkeit ist beim sensiblen Menschen nicht die letzte Stufe der Persönlichkeitsentfaltung. Er verfügt zumeist über das Potential, die Enge und Begrenzung des Ich zu überwinden und die tiefere spirituelle Qualität des Daseins beim Erleben der Grenzenlosigkeit zu erlangen.

Das menschliche Leben und die psychische Entwicklung, unter dem Aspekt der Individualität und des Ego gesehen, können skizzenhaft folgendermaßen darstellt werden:

1. Erziehung.
Sie bewirkt die Anpassung an die Normen der Gesellschaft und der Familie. Sie führt zur Verinnerlichung der festgelegten Werte und Vorstellungen über das Leben.

2. Individualität.
Sie ist der Schritt aus dem Gefangensein im Denken der kollektiven Normen und Zwänge. Der Individuationsprozeß bedeutet, Schritte aus den symbiotischen Beziehungen auf der Ebene der Familie, Partnerschaft und Gesellschaft zu tun. Individualität bringt einerseits Befreiung mit sich, andererseits jedoch die Verpflichtung zur eigenverantwortlichen Gestaltung des Lebens: «Nicht die anderen oder irgend etwas bestimmt mein Schicksal, sondern ich!». Die entfaltete Individualität beinhaltet das eigentliche Erwachsensein, das gesunde Ego. Die Individualität ermöglicht in allen sozialen Situationen einen bewußten Umgang mit sich selbst. Sie bedeutet die Fähigkeit zu Nähe und Distanz, das heißt, die Fähigkeit zur Zentrierung in sich selbst und zur Offenheit nach außen.

3. Grenzenlosigkeit.
Sie bedeutet den Aufbruch des Bewußtseins aus der eigenen Begrenzung in die transpersonalen Bereiche der Psyche. Grenzenlosigkeit entsteht durch die Relativierung und Auflösung des Ego. Die Verbindung zu den transpersonalen Bereichen des Geistes wird über spirituelle Erlebnisse aufgebaut. Diese Erlebnisse sind durch die vorübergehende Auflösung des Ego und die Vereinigung mit der grenzenlosen Ganzheit der Welt und des Kosmos charakterisiert. Es ist also ein Anschluß an die Kollektivität auf einer anderen Ebene, als es die Erziehung und die kollektiven Normen vorsehen. Die fortschreitende Entwicklung in diese Richtung bewirkt auch außerhalb der spirituellen Erlebnisse den Abbau der Bedeutung des Ego. Das Gespür für die Ganzheit und ihre Bedeutung nimmt zu.

Das Erlebnis des Grenzenlosen oder der Ganzheit muß nicht immer in Form eines intensiven spirituellen Erlebnisses zustande kommen. Es können auch energetisch schwächere Erlebnisse sein. Solche Erlebnisse ereignen sich zum Beispiel bei intensivem Kontakt mit der Natur. Das längere, entspannte und absichtslose Dasein in der freien Natur führt zu einer Umschaltung des Bewußtseins von der rationalen auf die irrationale Ebene, und so entsteht eine Verbindung mit der Natur, die zum Einheitserlebnis führt. Viele Sensible berichten über solche Erlebnisse während ihres Klinikaufenthaltes in Davos. Das Einheitserlebnis entsteht, wenn sie sich in der Abgeschiedenheit der Bergwelt befinden. Zum Beispiel dann, wenn sie sich auf einem Berggipfel aufhalten und sich durch die Majestät der umliegenden Berglandschaft und durch die Stille beeindrucken lassen. Dann entsteht das Gefühl, mit der umliegenden Natur verbunden zu sein und sich in einer anderen Dimension des Lebens aufzuhalten. Das Erleben ist durch die Empfindung charakterisiert: «Ich bin ein Teil der Natur, und die Natur ist ein Teil von mir» «Ich spüre die Kraft der Natur in mir». Es ist das Erlebnis von Einssein mit sich selbst und mit der Natur. Der psychische Effekt solcher Erlebnisse ist immer positiv und heilsam. Er bewirkt Empfindungen wie befreit, ausgeglichen, echt und von friedlicher und kraftvoller Energie durchströmt zu sein.

Diese Erfahrungen des Grenzenlosen können im Laufe des Lebens zunehmend auch in die zwischenmenschlichen Beziehungen und Kontakte einfließen. Das Dasein für die anderen und das Helfen wird immer wichtiger. Dies geschieht in einer echten Form, weil das Ego mit seinen Bedürfnissen nicht übergangen wurde. Die aus dem Ego entwickelte persönliche Festigkeit führt immer mehr zur Verankerung und Zentrierung im eigenen Selbst. So besteht Kontakt sowohl zu sich selbst und der realen Welt als auch zu der transpersonalen Ganzheit.

LITERATUR

Zur Neurodermitis:

Achenbach, R.K.: Neurodermitis
Ratgeber zur Vorbeugung, Behandlung
und Hautpflege der Neurodermitis
Thieme Verlag, Stuttgart 1989

Borelli, S.: Psyche und Haut
In: Handbuch der Haut- und Geschlechtskrankheiten
von J. Jadasohn, Bd. 8, Hrsg. H. A. Gottron (S.303–307)
Springer Verlag, Berlin /Heidelberg /New York 1967

Borelli, S./
Rakoski, J.: Neurodermitis
Ursachen Behandlung Selbsthilfe
Falken Verlag, Niedernhausen 1992

Jung, K./Jung, M.: Die aufgekratzte Seele Neurodermitis
Kreuz Verlag, Zürich 1991

Maquiere, A.: Hauterkrankungen als Botschaften der Seele
Walter Verlag, Olten 1991

Zur Selbstfindung:

Fengler, J.: Helfen macht müde Zur Analyse und Bewältigung von
Burnout und beruflicher Deformation
Leben lernen 77, Pfeiffer Verlag, München 1991

Ferrucci, P.: Werde wer du bist
rororo Sachbuch, Rowohlt Taschenbuch Verlag, Reinbek
bei Hamburg 1991

Goldberg, P.: Die Kraft der Intuition
Scherz Verlag, Bern 1988

Jacobi, J.: Die Psychologie von C. G. Jung
Eine Einführung in das Gesamtwerk
Fischer Taschenbuch Verlag, Frankfurt am Main 1985

Lauster, P.: Lassen Sie sich nichts gefallen
Econ Taschenbuch Verlag,
Düsseldorf/Wien/New York 1990

Mohr, U.: Streßauflösung
Ein ganzheitlicher Weg zur Persönlichkeitsentwicklung
Hugendubel Verlag, München 1992

Schellenbaum, P.: Das Nein in der Liebe
Deutscher Taschenbuch Verlag, München 1991

Zur Selbstbeeinflussung:

Boeckel, J. F.: Meditationspraxis
Techniken und Methoden
Verlag Zweitausendeins, Frankfurt am Main 1992

Carrington, P.: Das große Buch der Meditation
Ein Kompendium sämtlicher Meditationsarten
O. W. Barth Buch im Scherz Verlag, Bern 1992

Gach, M. R.: Zehn Wege zu zehnmal mehr Energie
Aurum Verlag, Braunschweig 1991

Gawler, I.: Die Mitte finden
Meditation leicht gemacht
Scherz Verlag, Bern/München/Wien 1990

King, S.: Ihr Körper glaubt, was Sie ihm sagen
Aurum Verlag, Braunschweig 1992

Lindemann, H.: Überleben im Streß
Autogenes Training
Heyne Taschenbuch Verlag, München 1987

Selby, J.: Die Kraft ist in mir
Bauer Verlag, Freiburg i.Br. 1987

Zebroff, K.: Yoga für jeden
Fischer Taschenbuch Verlag, Frankfurt am Main 1992